萧老师
教您拨筋变年轻

萧采縈 著

青岛出版社
QINGDAO PUBLISHING HOUSE

图书在版编目（CIP）数据

萧老师教您拨筋变年轻 / 萧采縈著. — 青岛：

青岛出版社, 2012.9

ISBN 978-7-5436-8806-3

Ⅰ.①萧… Ⅱ.①萧… Ⅲ.①美容－中医学－基本知识 Ⅳ.①R275

中国版本图书馆CIP数据核字(2012)第208920号

本书中文简体出版权由台湾松果体智慧整合行销有限公司授权，原著作名：
《萧老师教妳撥筋變年輕》

山东省版权局版权登记号：图字15-2012-156号

书　　名	萧老师教您拨筋变年轻
	XIAO LAOSHI JIAO NIN BOJIN BIAN NIANQING
作　　者	萧采縈
出版发行	青岛出版社
社　　址	青岛市海尔路182号（266061）
本社网址	http://www.qdpub.com
邮购电话	0532- 68068091
策划编辑	张化新
责任编辑	刘晓艳　曲　静
装帧设计	杨小艺
制　　版	青岛乐喜力科技发展有限公司
印　　刷	青岛乐喜力科技发展有限公司
出版日期	2012年9月第1版　2021年10月第2版第5次印刷
开　　本	16开（715mm×1000mm）
印　　张	10
字　　数	150千
图　　数	280
书　　号	ISBN 978-7-5436-8806-3
定　　价	28.00元

编校印装质量、盗版监督服务电话：4006532017　0532-68068050

本书建议陈列类别：美容保健类

目录

Contents

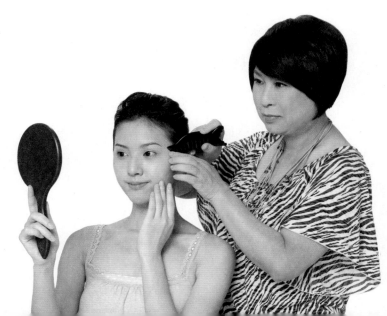

目录

Contents

目录

Contents

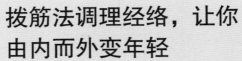

拨筋法调理经络，让你
由内而外变年轻

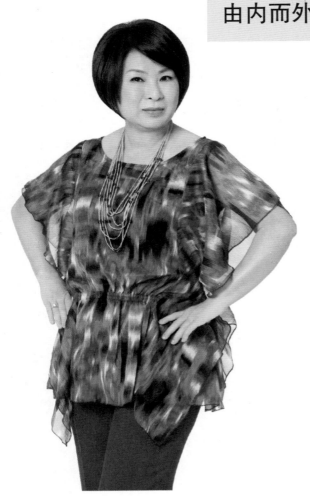

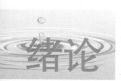

绪论 真正的美与健康，永远来自肌肤底下的经络

我从事美容工作已经20多年，因为自己爱漂亮，身体状况又不好，让我常常在工作之余梦想着：如果可以找到一种方法，在美容的同时又把身体变健康，那该有多好！

为此，我开始和亲友、同行讨论这个话题，也积极去上各种进修课程：中医理论、营养学、维生素学、皮肤学……希望能把新知识、新观念融入我最有兴趣的美容工作里，并且试着一步一步朝我的梦想迈进。

终于，我的梦想成真了！这套"拨筋美容法"，就是我累积多年美容经验、中医智慧及各种所学研发出来的技巧，可以帮助爱美的女性在美容的同时，更进一步注意到自己的身体弱点，调理身体健康。

没体验过"拨筋"，你的美容疗程等于从没开始

什么是"拨筋"？听起来好像很吓人，其实就是一套更深层有效的按摩方式。"拨筋"和一般按摩有什么不同？如果你长期关注医疗美容信息、养生秘方，那你对按摩美容、按摩养生的概念一定不陌生。一般按摩收费不算便宜，但往往只是按摩的时候觉得舒服、有效，回去以后没几天，原本酸的、痛的、闷的、麻的，各种老毛病就又犯了。这是为什么？

因为一般按摩只是在肌肤表面做推揉、按压，即使有一些简单的按摩工具做辅助，效果也仅止于肌肉的最表层。根本性的问题没有解决，你的美容疗程，等于从来没有开始。

拨筋则不同，它利用本人按人体工学设计的"美人鱼牛角"，深入肌肉周围的穴位和经络，做最有效的经络疏通、穴位按压。

举个例子，你知道脸上为什么会出现皱纹吗？你也许会运用平常从保养品广告得到的信息告诉我：因为肌肤老化、干燥、松弛……但我可以告诉你，你的肌肤不应该这么早就老化！它提早老化和出现纹路的原

因，就是因为气血受阻，养分和水分无法有效供应，让肌肤变得营养不良。

"拨筋美容法"可以通过更有效的按摩，帮助消除长年累积的气血郁滞，让你的肌肤恢复正常的输送养分、有效修复及活化的机制。原本因为营养不良而出现的皱纹，在肌肤获得营养后，自然会淡化，甚至消失。其实我们的皮肤都有自我修护的能力，而我们要做的，就是让身体恢复这样的能力，如此而已。

疏通经络，你的自我修护力就回来了

我再用最简单的方式，说明"拨筋美容"在实务操作上的理论基础，给你更多信心，也让你更放心。

以中医观点来说，我们的身体中有十二条主要经脉与奇经八脉，十二经脉主管五脏六腑协调运作，以及气血乃至各种组织液在体内的整合、输送，奇经八脉中又以督脉、任脉最为一般大众所知，这些经脉帮助水分和各种养分在身体里循环运行，达到身体功能的平衡与稳定。

此外，各经脉上分布着数量不等的气穴，也就是一般称之为穴道、穴位的地方。气穴就像身体里的一个个小窗户，它们在接近肌肉表层的地方，负责将体内体外的气体、水分和养分，做适当的交换。如果外界有不好的"病气"入侵，必定先从气穴开始，而身体里的各种物质无法顺利代谢时，也会先囤积在气穴，久而久之形成一小团一小团的球状物，我们称之为"气阻"、"筋结"。

所以，以按摩方式活络气穴，能够帮助清除病气，让它无法深入身体内部造成疾病，也能够清除体内各种郁滞，帮助气血在经络中更有效地运行。

如果再融合西医皮肤学、肌肉组织学的观点来诠释，拨筋能够活化表层肌肤，也能够使较深层的筋、肌肉变软。在拨筋过程中，不但软化和疏通了气穴、经络，长年因姿势不良或各种原因而扭曲粘连的肌肉组织、结缔组织也会被疏导开来，进而达到气血畅通、有效提高体内循环代谢的成果。

我还是要强调那句：不管是我们的皮肤、肌肉，还是我们的气穴、经络，其实本身都有自我修护和疗愈的能力，而我们要做的，就是让身体恢复这样的能力，如此而已。

再不开始拨筋美容，你只会老得比你想象中更快

从事美容工作多年，最快乐的事情，莫过于和学生一起分享实际的工作和生活经验。这里我要跟读者分享我的学生第一次接触"拨筋美容法"时普遍会出现的反应，作为你操作和学习过程中的参考。最常让我的学生惊呼连连的情况包括：

1.瞬间变脸的神奇效果

按正确手法操作，不到7分钟，外观上的改变立刻看得见，最明显的就是小眼变大眼、眼袋变淡，或者是腮帮子变小，脸蛋马上瘦下来。只要先做左脸，再拿两边互相比较，效果一清二楚。

2.假性近视消失无踪

这算是我们美容过程中的附加价值。在脸部拨筋美容的同时，也让眼球周围肌肉放松、气血运行，所以很多人立刻就感觉左右眼的视力不一样了，甚至戴上眼镜后，还以为自己拿错了眼镜。

3.一次拨筋，一夜好眠

长年失眠、偏头痛的学生，在上完头颈部拨筋美容的实务操作课程后，当晚回家一定睡得好。因为我们借着拨筋手法，活络了他们位于头颈部的胆经和三焦经穴位。平常有浅眠、多梦，或觉得头部肌肉和神经

紧张，甚至抽痛，晚上总是睡不好的人，其实往往都是这些经络中的气阻在作祟。

4. 拨筋之后，立刻红光满面

这是因为气血畅通的关系，是正常的身体代谢现象。有的人会持续两三天流泪，觉得拨筋后的眼睛越来越清爽。也有人感受到身体有股热气不断从拨筋的部位冒出，觉得那个气穴正在大口"呼吸"，好像憋了很久、很缺氧似的。他这才体会到，一直以来他都没有好好善待自己的身体。

5. 拨筋能达到最深层有效的减压

拨筋之后，立刻感觉筋、肌肉变得柔软，整个人连心情都放松下来。以头、脸、颈部来说，颈部的柔软效果是最明显的。很多学生做完单边的颈部拨筋之后，才发现两相对照之下，自己原来的肩膀竟然这么僵硬、紧绷，一旦筋骨放松，感觉整个人连呼吸都变得更轻松，晚上也睡得更好。

这是头、脸、颈部拨筋之后的具体成效，如果再提及身体其他部位通过拨筋所产生的变化，一时说也说不完。

能够和学生共同分享生活中的成长、改变，是我最大的快乐。而当我一次又一次验证，适用在我身上的"拨筋美容法"也同样适用于我所接触到的每个人时，内心不由得感佩老祖宗的中医智慧，以及古今中外致力于了解人体奥秘的医生和学者，是他们让我有机会站在巨人的肩膀上，研发出崭新的美容养生技巧，带给大家美丽和健康。

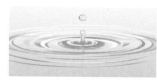

拨筋美容
使用工具及方法

在享受"拨筋美容法"为你带来的惊喜前，对于使用工具和操作方法，一定要有基本的了解。以下为你整理出简单清楚的学习重点，让你第一次拨筋就轻轻松松上手。

·拨筋前需要准备的物品

1. 卸妆、清洁用品。

2. 牛角材质的按摩工具。

3. 山药乳霜（或其他保湿霜）。

·选用牛角材质的拨筋工具，效果加倍

要进行拨筋美容，牛角是不能少的工具，它具有以下几项优点：

1. 质地坚硬，在操作过程中安全性相对提高。打磨过的牛角表面光滑细致，可以保护肌肤，也增加操作时的流畅度。

2. 中医药典里记载，牛角可舒筋活血、清热，黑水牛角还可以入药。以牛角作为拨筋工具，可以间接提高身体新陈代谢的机能。

3. 一般认为，牛角还具有吸收火气、病气的功能。

我在研发拨筋法的过程中，靠着自己积累的操作经验及学生的宝贵意见，尝试设计了一款又一款的牛角造型，希望能够借助最好的工具，帮助我们实现快速、有效、简单、方便的美容效果。

例如：照片上的"美人鱼牛角"是我设计过的最轻巧、携带最方便的款式，收在化妆包里或置入任何一个包包、外套的口袋，都非常适合，"莎曼鲨牛角"则加上了梳理肌肤、头皮的功能。它们的每一处尖端、每一道弯曲的弧线，都隐藏着特殊的按摩功能，既实用又有趣。

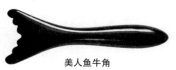

美人鱼牛角

日常生活中，你也可以选用市面上的各种牛角工具，但应避免太尖锐或太钝的牛角。因为太尖锐可能会导致过度疼痛，太钝的又无法准确按压穴位，这样就达不到目的了。

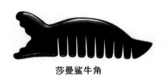

莎曼鲨牛角

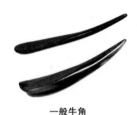

一般牛角

·这样拨筋，最有效：拨筋手法大公开

再来介绍手持牛角的方法。以"美人鱼"这样的长形牛角为例，我们最常使用的部位，是它前端"鱼头"的部分，操作时以握笔的手势握住，与肌肤平面大约成45度进行拨筋。

"莎曼鲨"最常在梳理肌肤和头皮以增加气血循环时使用。这类牛角梳操作时以四指握住前方，拇指抵住后侧，一样与肌肤平面大约成45度进行拨筋。

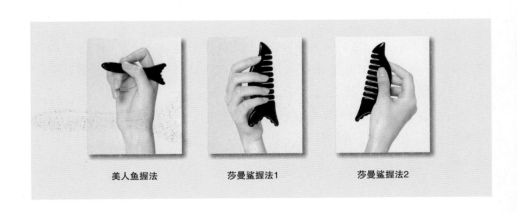

美人鱼握法　　　　　莎曼鲨握法1　　　　　莎曼鲨握法2

拨筋的基础手法，我们先介绍以下几种：

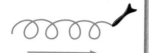

圆拨

用牛角在穴位上做圆圈状按摩，或依经络走向做螺旋状按摩。

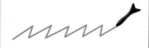

横拨

用牛角在穴位与穴位间，或在某一段经络上，做闪电状的按摩。

划拨

用牛角在穴位与穴位间，或在某一段经络上，做深层的来回划动。

点拨

用牛角在穴位上做深层的按压。

深挑

当深层肌肉组织出现固体化，或经络里形成气阻、筋结时，必须用牛角做深压、挑动。手法有点像写一个逗点的感觉，先定点下压，默数几秒，再往侧边挑出，如此重复数次。

梳

以类似使用一般梳子的方法，用牛角梳梳理肌肤和头皮，达到按摩功效。

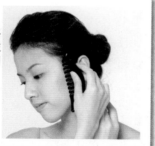

·掌握诀窍，为美丽再加分

用牛角拨筋时，应注意以下几项操作要领：

1. 固定肌肉：操作时，必须一手持牛角进行拨筋，另一只手的食指、中指压平穴位或经络周围，固定肌肉。

2. "二重一轻"原则：拨筋次数以3下为一个单位，在心里默数"1、2、3"，前两下较重，最后一下较轻，以这样的手法，重复操作。每次拨筋的力道要柔中有劲，劲中有柔，刚柔并济，灵活运用。

3. 以牛角拨筋的方向，要与肌肉、经络走向垂直，且拨筋线条必须彼此衔接。如果顺肌肉走向拨筋，会无法将筋结松开，且易导致肌肉受伤发炎。

4. 由浅而深：气不通则痛，每个人的身体状况和忍受痛感的能力不尽相同，而有些长年累积的筋结、硬块组织，也不能单靠一次拨筋将它彻底清除。拨筋前应先行疏缓肌肤，然后先做浅层肌肉拨筋，再循序渐进做深层肌肉拨筋，这样，就能缓和疼痛感。

　　另外，如果操作过程中，发现肌肉里层有明显硬块而必须以点拨、深挑方式拨筋时，记得筋结处切勿连续拨筋超过10次，以免太过刺激，产生发炎现象。

·拨筋前、拨筋后的注意事项

1. 拨筋前不宜吃得过饱。

2. 拨筋后需大量补充水分，以利排毒。补充水分时喝温热开水，避开冰冷饮品。

3. 以中医观点而言，午时11～13点不宜拨筋，尤其是心气虚弱、有心血管相关问题的人更要避免，以防过度虚弱。

·拨筋工具的清洁与保养

　　牛角的使用要讲究卫生，尤其是与别人共用时，更要注意清洁。建议每次操作完毕后，以酒精棉擦拭消毒，若无酒精棉，至少要以清水或食盐水冲洗、擦干。牛角工具最好个人专属使用，自己使用的和他人使用的牛角应该分开存放。

·你一定要学的操作步骤

针对头、脸、颈部的拨筋操作流程，我们将在之后的36个小单元中，分项为各位介绍。这里主要说明拨筋前后的清洁、保养步骤，以及每次拨筋一定要做的第一个共同步骤"开穴"，与最后一个共同步骤"顺气"。

1. 卸妆、清洁与保养

如果是在家用拨筋手法做正式的脸部保养，建议一定要卸妆。如果刚好出门在外，只是想抓紧空当做一点脸部小美容的话，可以暂时先不卸妆。

卸妆、清洁之后，只要拍上化妆水，就可以开始拨筋的流程。拨筋过程中会搭配高效美白保湿的山药乳霜，一边按摩一边滋养，所以事先就不必花太多工夫涂涂抹抹。

正式脸部保养的流程如下：

卸妆→洗脸→去角质→上化妆水→涂山药霜→拨筋→敷脸。

如果拨筋后要马上出门，以下的流程供你参考：

涂山药霜→拨筋→上化妆水→精华液→营养霜→擦隔离防晒霜。

2. 开穴

开穴是拨筋的第一个步骤，目的是使脸部产生温热感，帮助皮肤、肌肉做放松和准备拨筋的动作。一般的开穴从耳朵开始进行。

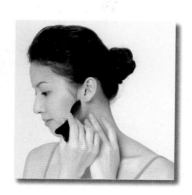

（1）先在耳朵前方的耳门穴、听宫穴和听会穴，做几次来回划拨。

（2）然后依耳前、耳上、耳后、耳下这样的顺序，绕着耳朵周围，以小螺旋状的圆拨方式绕耳朵3圈，给耳朵做拨筋。

全脸拨筋时，先给左耳开穴，然后给右耳开穴。单边做重点拨筋时，只给比较靠近拨筋部位的那只耳朵进行开穴就行。

3. 顺气

顺气是拨筋的最后一个步骤，目的是在气血活络之后，以手部推揉的方式，帮助身体把不好的气带往体外，加速气的排出。

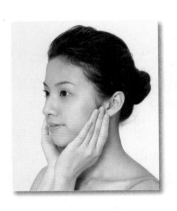

以头部、脸部的拨筋来说，不管重点拨筋部位在哪里，最后的顺气一定会以手掌、指腹，把气从拨筋部位往耳朵方向带，再从耳后顺着颈部到肩膀，在肩膀末端把气排出。

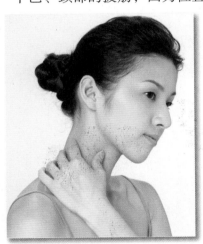

下巴、颈部的拨筋，因为位置更低，顺气时记得带往耳后，然后经过颈部、肩膀，从身体侧边的腋下下方带出。这个地方是身体重要的淋巴系统，可以加速体内的排毒。

掌握这些概念之后，我们就可以马上开始拨筋美容的疗程。不管你现在在什么地方，都可以一手拿起美人鱼牛角，另一手翻阅你最想要改善的美容小单元，一起体验拨筋美容带给你的神奇改变。

第一部分

7分钟拨筋，改善
黑眼圈、眼袋、大饼脸

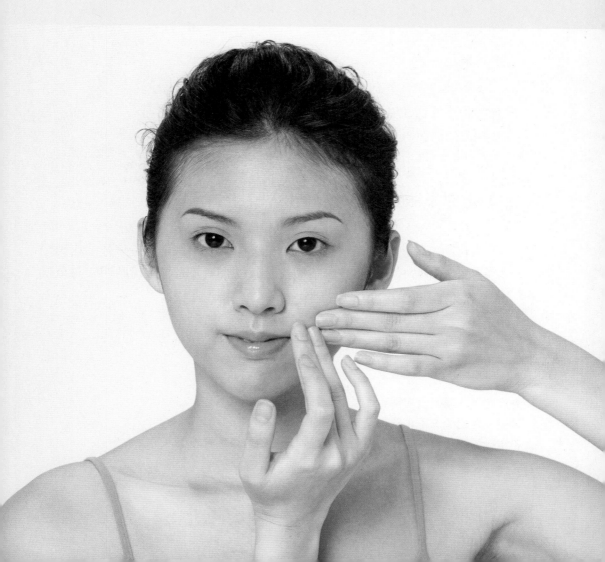

01 小眼变大眼，
明亮动人的眼周拨筋术

眼睛大且明亮，最能让人留下深刻印象。不过眼睛周围的肌肤相当细致脆弱，受眼球不停转动的影响，眼周肌肤也日夜不停工作，再加上眼部肌肤缺乏汗腺、皮脂腺，极易感到疲惫、干燥，容易造成眼周问题，还会使眼神混浊灰暗，毫无神采。

灵魂之窗需要你的加倍呵护，才能让双眼回到孩提时的清澈明亮。

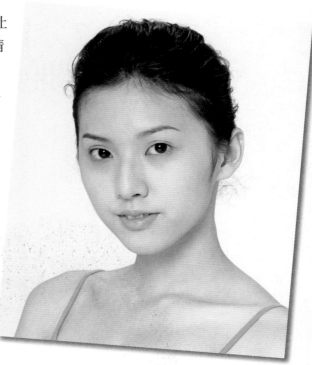

拨筋 DIY　让你小眼变大眼

我的工作也常常需要黏在计算机桌前，但我总是准备一杯菊花枸杞茶，累了就喝上一口；当眼睛酸涩、眼皮张不开时，按压睛明穴与鱼腰穴，都能帮助保有一双明媚眼眸。

眼睛混浊无神的原因

1. 过度劳累，眼睛没有得到适当的休息和放松。
2. 睡眠不足的情况下，眼睛又被迫长期工作。
3. 不正确的保养方式，让肌肤干燥、松弛，眼睛的线条就垮下来了。

另外，一周进行3次的眼周拨筋，更有明目美颜之效，但眼部肌肤非常脆弱，操作时手劲一定要轻柔。

小眼变大眼的关键穴位：睛明穴、鱼腰穴、阳白穴。

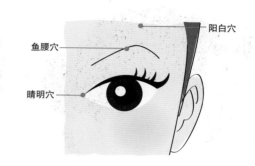

阳白穴

鱼腰穴

睛明穴

操作步骤

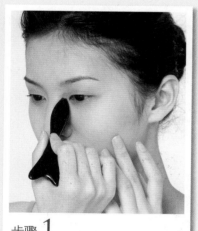

步骤1

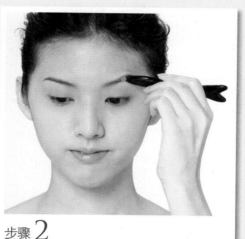

步骤2

步骤 1
先找到眼头的睛明穴，点拨按压。

·睛明穴：位于内眼角凹陷处。

步骤 2
找到眉峰的鱼腰穴，往上深挑数次，再定点圆拨开穴。

·鱼腰穴：位于眉毛中心处，也就是瞳孔的正上方。

随时随地变漂亮

乘车时或工作的空当，可以用拇指关节按压阳白穴，每次只要3分钟，就能让眼睛变得明亮、有神。

·阳白穴：在额头上，眉毛正中间上方约1指宽处。

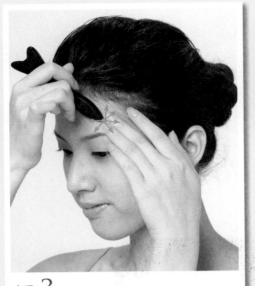

步骤 3

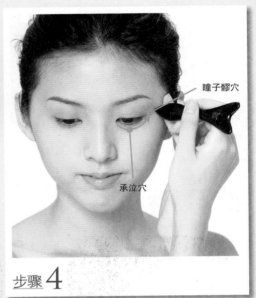

瞳子髎穴

承泣穴

步骤 4

步骤 3
找到眉毛上方的阳白穴开穴，再以穴位为中心，向周围做放射状的划拨。

· 阳白穴：在额头上，眉毛正中间上方约1指宽处。

步骤 4
沿着下眼眶骨由眼头划拨至眼尾，到承泣穴时，定点圆拨开穴。然后在眼尾的瞳子髎穴定点圆拨开穴。

· 承泣穴：位于瞳仁正下方，在眼眶骨上。

· 瞳子髎穴：靠近眼尾，眼角外1指宽处。

步骤 5
以相同手法，对右眼进行操作。最后以指腹加强眼眶骨四周的顺气按摩，再经过两耳、颈部，从肩膀带出。

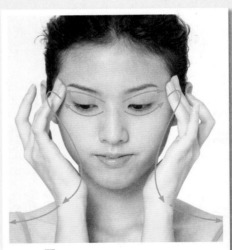

步骤 5

想消除疲劳，唤回明亮有神的大眼睛，有空就利用手指按摩额头侧边和太阳穴，有助于消除眼睛疲劳。

想让眼睛时时保持晶亮有神的最佳状态，不错过留给身边每一个人好印象的机会，除了定期拨筋、适度休息外，使用保养品时也一定要特别留心不可不知的小细节。

使用保养品养护眼部，秘诀是在精不在多。只要沾取适量的山药乳霜，均匀点在眼睛周围，再用指尖、指腹慢慢按摩，通过按摩让肌肤有效吸收，获得滋养。

萧老师变美小秘技

好的生活习惯，可以轻松为美丽加分：

1. 眼睛周围不要过度去角质，尽量减少化浓妆的时间，都有助于保持年轻肌龄，延缓眼部肌肤的老化。

2. 平日居家生活，尽可能为自己营造光线明亮、空气清新的环境。

3. 维生素A、维生素C、维生素E是保护眼睛健康的重要营养素，应多加摄取。

· 绿色的蔬菜及各种水果富含抗氧化的维生素C。

· 胡萝卜、深海鱼类或鱼肝油富含维生素A。

· 植物的种子如花生、核桃、松子等，有丰富的维生素E。

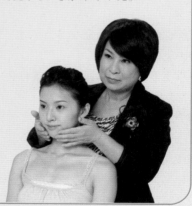

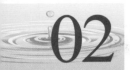

02 疏通脸部淋巴结终结双下巴，
黄脸婆变美少女

拥有一张细嫩紧实的脸庞，是所有爱美女性的渴望。但是前不久，据英国整形医师统计，越来越多的女性上班族由于久坐，眼睛长时间往下直盯计算机屏幕，颈部肌肉紧绷、变短，久而久之就变得越来越松垮，因而出现双下巴。

想要消除双下巴，其实很简单。不必动刀、不必打针，也不用忍受复原期的不舒服，只要动动双手，跟着以下的拨筋操作步骤与手法，花3~7分钟就有效果。这套一学就会的美容拨筋法，将让你肥肥的下巴越缩越小，脸部轮廓也变得越来越立体有型。

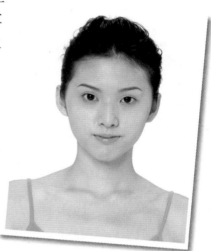

双下巴形成的原因

进行拨筋前，先明白双下巴形成的原因，可以帮你由内而外进行调理，找回漂亮的V字脸。

1. 肥胖、脂肪过多，或是淋巴集结形成多余赘肉。
2. 经常需要说很多话，肌肉过度使用，或是常常紧绷。
3. 缺乏运动，气血不通畅而形成的肌肉松垮。
4. 年纪增加，肌肤老化；经络阻塞，形成浮肿。
5. 胸锁乳突肌因年龄的增长，肌肉变僵硬，进而拉扯到下巴肌肉群。
6. 胶原蛋白、弹力纤维流失，或筋肉营养不足。
7. 面部的肌肉组织如颧大肌与颧小肌产生筋结，或气血循环不良。

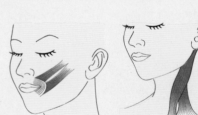

颧大肌与颧小肌　　　　胸锁乳突肌

轻松消除双下巴

很多女性朋友每天在脸部涂涂抹抹，或是拍拍打打，却无法有效改善下巴肌肉下垂的状况。其实，脸部筋肉健康，才能使血液中的养分正常输送到脸部，最快速的方法便是从脸部筋结处开始疏通，让气血通畅，变脸效果将会让你大大惊艳。

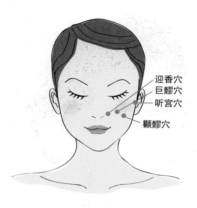

迎香穴
巨髎穴
听宫穴
颧髎穴

紧实下巴的四个关键穴位：迎香穴、巨髎穴、颧髎穴、听宫穴。

从这4个穴位开始进行拨筋，每个动作重复最少3次，最多9次，视个人气结严重情况而异。

此外，双手轻轻握拳，在下颌骨至耳下处用指关节按摩，可以疏通淋巴与淋巴结，消除双下巴，善用工具，如使用美人鱼牛角，效果更好。

PART 1

7分钟拨筋，改善黑眼圈、眼袋、大饼脸

操作步骤

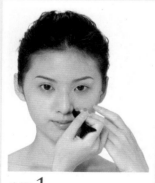

步骤 1

步骤 1
先按顺序定点圆拨以下4个穴位：鼻翼旁边的迎香穴、左颧骨下缘的巨髎穴、颧髎穴，和耳边的听宫穴。

·迎香穴：在鼻翼外缘的中点旁，鼻唇沟中。
·巨髎穴：在面部，瞳孔直下，平鼻翼下缘处。
·颧髎穴：在脸颊上，颧骨最高点的正下方凹陷处。
·听宫穴：在耳朵前缘正中，张开嘴时呈凹陷处。

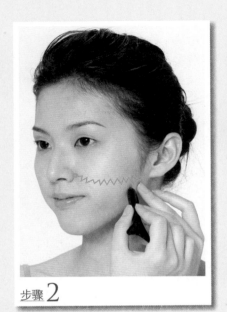

步骤2

步骤3

步骤2

从迎香穴开始，沿下颌骨上缘，横拨到耳下部位。

步骤3

左脸拨筋完毕后，以掌面四指做顺气排毒，从嘴角至耳后，再带至颈部、腋下；接着再用同样的手法进行右脸的拨筋。

· 操作时别忘记一手持工具，另一手要压住正在拨筋的部位，固定住肌肤，这样才能达到最好的美容效果。

随时随地变漂亮

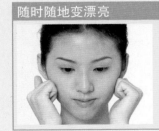

乘车的短暂时间也能变漂亮！只要3分钟，双手握拳，用指关节由下巴旁边往上提拉，这个动作具有让肌肤紧实的效果。

中医认为，脸是反映五脏六腑状态的镜子。下巴能反映肾脏、泌尿系统与生殖系统的状态，而双下巴的产生，就是这些器官免疫力下降的警讯！

萧老师变美小秘技

下颌骨内侧并没有穴位，却有许多淋巴与淋巴结，常用食指关节轻柔按压，可以紧致肌肤，也可以常常转动脖子，牵引颈部与下巴的肌肉，增强气血与淋巴功能，让下巴轮廓更立体有型。

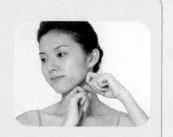

有些人进行拨筋时，在穴位处感觉到颗粒状或条状的硬块，下压时会有酸痛感，那就是筋结。

筋结的形成，与你的生活作息、饮食、体质、情绪和睡眠都有很大的关系。

你可以用美人鱼牛角，对筋结直接下压深挑拨筋，或者以筋结为圆心，向周围做放射状划拨（见下图）。同一个部位不要超过9次，过度刺激会让身体不舒服，循序渐进，改善效果最好。

美容拨筋要达到最佳效果，适度的下压力很重要，下压才能松开粘连的深层肌肉组织，发挥美容功效，千万不要因为怕痛而失去变美的机会。此外，加强颧大肌与颧小肌肌肉组织（见16页图）的拨筋，按摩效果立即加倍。

第一种：深挑

❶ 往下压

❷ 向侧边挑开

第二种：放射状划拨

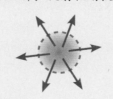

松开筋结的手法

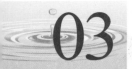

只要两根手指，就能消除黑眼圈，熊猫眼变电眼

我有一位学生，前阵子去一家企业面试，主考官看她黑眼圈蛮严重的，竟然当场问她是否经常熬夜上网，使上班时的精神受到影响。她万万没想到，黑眼圈的问题竟然让她求职受挫。于是，她赶紧来找我，拜托我传授几招消除黑眼圈的技巧给她。

以我遇到的案例来说，饱受黑眼圈困扰的人，的确以一般白领上班族居多。只要学会眼部拨筋，你自己就可以轻松赶走熊猫眼。

轻松消除黑眼圈

想要改善黑眼圈，必须先保持良好的生活习惯，让身体更健康，再配合拨筋美容法，搭配天然无刺激性的山药乳霜，帮助行气与修护，就可以达到减轻黑眼圈的效果。

消除黑眼圈的四个关键穴位：承泣穴、四白穴、丝竹空穴、瞳子髎穴。

黑眼圈要在承泣、四白加强开穴，并在下眼轮匝肌处，与肌纹垂直做划拨，每次可做3~9下。

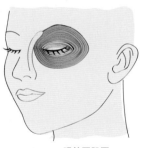

眼轮匝肌图

黑眼圈形成的原因

1. 体质遗传，导致眼周皮肤黑色素较多。
2. 中医认为肝气通于目，当肝功能失调时，下眼眶就容易带青发黑。
3. 肝肾同源，黑眼圈也代表肾虚，肾气不足，肾功能弱。
4. 慢性鼻炎和鼻过敏的人，容易形成眼下血液淤积。
5. 有异位性皮肤炎、过敏性结膜炎，或过敏性接触性皮肤炎的人，因为瘙痒而长期搓揉，容易形成过敏后的色素沉淀。
6. 生活作息不正常，会使眼部静脉血液回流受阻，产生或加重黑眼圈。
7. 晚睡又吃消夜也容易有黑眼圈。肾脏、脾脏夜晚需要休息，尤其脾脏有去湿排水的作用，若使用过度会有水肿、黑眼圈现象。
8. 眼部血液循环不良。

居家自己动手做时，记住要用一手固定肌肤，另一手以美人鱼牛角拨筋。用美人鱼牛角拨动肌肉时，将感应到的阻碍点适度下压，加强横拨。

操作完后，你会感觉双眼特别轻松舒适，同时眼角上扬，黑眼圈有明显消除与淡化。

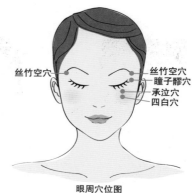

丝竹空穴　　　　丝竹空穴
　　　　　　　　瞳子髎穴
　　　　　　　　承泣穴
　　　　　　　　四白穴

眼周穴位图

操作步骤

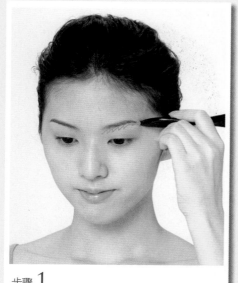

步骤 1

步骤1
沿眉毛下边的弧度往后横拨，直至眼尾。丝竹空穴以定点圆拨方式加强开穴。

· 定点圆拨的手法：在穴位上重复画小圆圈。

· 丝竹空穴：在眉梢凹陷处。

随时随地变漂亮

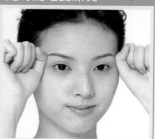

用拇指关节加强按压承泣、丝竹空、瞳子髎3个穴位，消除黑眼圈与眼下垂，效果相当好。

21

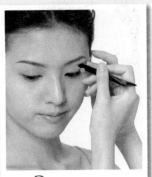
步骤2

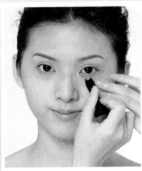
步骤3

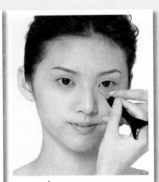
步骤4

步骤2

沿上眼窝内侧，由前往后划拨，直至眼尾。在眼尾处找到瞳子髎穴，以定点圆拨方式加强拨筋开穴。

·瞳子髎穴：靠近眼尾，眼角外1指宽处。

步骤3

沿下眼窝内侧由前往后划拨，经过承泣穴时，以定点圆拨方式加强开穴。

·承泣穴：位于瞳孔的正下方，在眼眶骨上。

步骤4

顺着下眼眶的边缘和弧度，由前往后划拨。经过四白穴时，以横拨方式加强拨筋开穴。

·四白穴：在脸颊上，眼眶骨中点正下方约1指宽处。

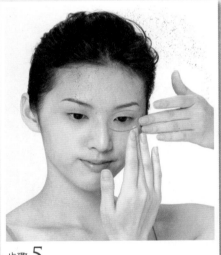
步骤5

步骤5

以手掌或指腹，依序安抚按摩过的这些部位数次。

·眼部的拨筋要特别注意，例如在上眼窝，美人鱼牛角施力的方向是向上划拨，不要压迫到眼球。

五脏六腑精华皆上注于目，眼睛周围有各脏腑的经穴分布，用手按压会有酸、麻、胀、痛的感觉。中医认为，眼睛可以反映肝脏的状态，且肝肾同源，所以要消除黑眼圈，也要不忘补肾，少吃凉性食物或冰冷的食品。

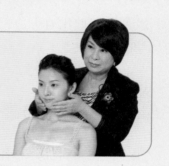

萧老师变美小秘技

要消除黑眼圈，建议常用中指或无名指，由眉心开始往外沿着眼周轻轻按压，重复3~9次，再涂上眼霜舒缓眼肌的疲劳感，就可以保持眼周肌肤的弹性，消除黑眼圈。

大多数人眼部周围穴位和经脉产生筋结、气阻，而未察觉。

经络联系内脏与体表，气血充沛，经络就通畅。但是，当身体健康出状况，如睡眠障碍、偏食、运动不足、姿势不良……导致经络不通畅、气血循环不好时，筋肉组织就容易产生筋结与气阻。

筋结、气阻会导致营养与气血无法供应眼部，造成眼部各组织功能失调，进而发生各种眼疾和视力不良。

结合中医经络学理论的拨筋美容法，可以从外而内调理、疏通经脉气血，效果立竿见影。

另外，还有人问我，做完眼部拨筋后，会流泪、分泌物增多，甚至还会局部红肿，这是正常的吗？

答案是肯定的。有眼疾或眼部功能不佳的人，刚做完拨筋的确会出现这些状况，你可以把它当作眼睛大量排毒或代谢的反应，不用担心，只要2~3天，症状就会好转了。

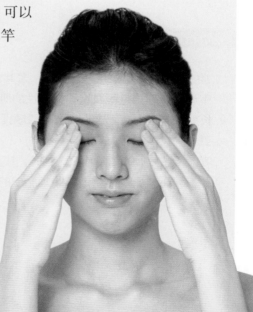

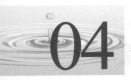

04 运用深层经络拉提，向脸颊松弛说再见

女艺人饱满红润的苹果肌与紧致脸蛋，让人非常羡慕。但是一般上班族工作压力大，疲劳，还要熬夜，又不像女明星有时间保养，肌肤就会快速老化，使得脸颊到下巴边缘所呈现的"侧脸S曲线"慢慢变形与下垂。

其实，只要用对方法，每天几个小动作，甚至利用上班的空当，就可以帮你拉提松弛下垂的脸形，找回你紧实的脸蛋。

拨筋DIY 回复肌肤紧致与弹性

很多人觉得奇怪，为什么每天拿昂贵的保养品往脸上涂涂抹抹，肌肤还是松弛得比别人快？

其实，肌肤是内脏的镜子。适度调理身体，皮肤才会更健康。拨筋美容法通过深度按摩疏通经络，更能在操作的同时，有效拉提肌肤，改善松弛问题。

回复肌肤紧致与弹性的关键穴位：地仓穴、缺盆穴、翳风穴、天容穴和天窗穴。

脸颊松垮下垂形成原因

1. 脸颊本身和周围的肌肉松弛，尤其是嘴角降肌、下唇降肌和口轮匝肌这些关键性的肌肉组织。
2. 长期营养不均衡。这也是造成肌肤提早老化，失去弹性的主要原因。
3. 随年龄的增加、消化系统变弱，或是先天性的消化系统不佳，也容易造成脸颊肌肤的松垮下垂。

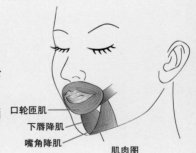

口轮匝肌
下唇降肌
嘴角降肌

肌肉图

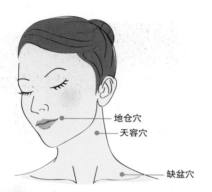
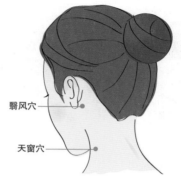

地仓穴

天容穴

缺盆穴

翳风穴

天窗穴

操作步骤

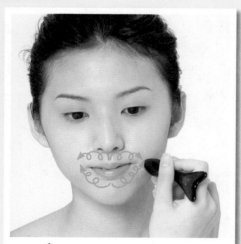

步骤 1

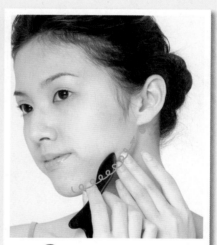

步骤 2

步骤 1

沿着嘴唇周围，由唇中央往外侧做画圈按摩。先画小圈，再画大圈，促进唇周气血循环。

步骤 2

两颊侧边，也以画圈方式，从下巴到耳下翳风穴做按摩。先画小圈，再画大圈。

· 翳风穴：在耳垂后，乳突前下方凹陷中。

25

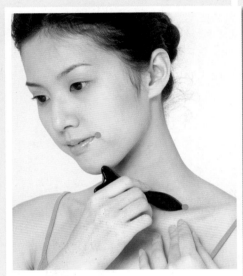

步骤 3

步骤 4

步骤3

先在地仓穴上做定点圆拨。再找到两侧锁骨附近的缺盆穴做按压。在口轮匝肌、嘴角降肌、下唇降肌处加强拨筋。

· 地仓穴：在嘴角旁边。

· 缺盆穴：在锁骨上方，肩下凹窝的正中央。

· 拨筋方向要与肌肉纹理的方向垂直，才能有效松开筋结。

步骤4

用食指与拇指在两侧颈部天容穴、天窗穴，做拉捏法按摩。

· 天容穴：在喉头旁约2指宽处，在胸锁乳突肌前缘。

· 天窗穴：颈外侧平喉结处，在胸锁乳突肌后缘。

随时随地变漂亮

用拇指关节按压地仓穴，如果再配合用牛角梳梳理天容穴、天窗穴，效果更好。

嘴角边的地仓穴，和肩下锁骨附近的缺盆穴，是胃经中的重要穴位，时常按压这两个穴位可增强胃肠功能，从而改善脸颊松弛、凹陷。

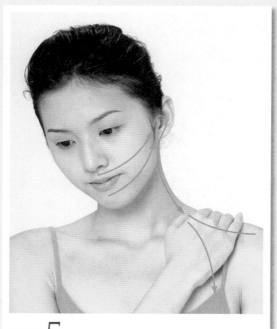

步骤 5

步骤 5

顺气：以指腹按摩嘴唇周围、两颊和下巴的肌肉，再将气带往耳朵、颈、肩，或从腋下带出。

萧老师变美小秘技

胶原蛋白可以与维生素C搭配服用，或是用胶原蛋白调水后敷脸，则恢复皮肤的紧实与弹性的效果加倍。

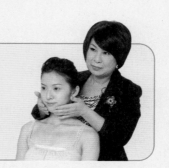

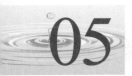

05 不动刀不打针，
大饼脸轻松变小脸

大部分自以为有国字脸的人，其实跟头骨形状没有直接关系。大都是因为过度使用咀嚼肌，导致脸部僵硬而变成国字脸，或是因为脸部肌肉松弛导致的大饼脸，即使五官再完美，都是一大缺憾！

如果不信，你可以参照以下的拨筋美容流程，先替自己的左边脸颊做拨筋，持续做一个星期，你将会惊讶地发现自己左右脸形的差异，进而帮你找回原来的娟秀脸庞。就算你真的偏向国字脸，还是可以通过这套拨筋流程，给脸部、颈部做排毒，消除肿胀，一样可以让你的脸部线条更柔顺。

 轻松雕塑细致脸形

想要从大饼脸变成小脸，其实不用动刀忍受皮肉之痛，通过有效的小脸拨筋按摩，便能对抗肌肉松弛、肌肉僵硬和脂肪，让你轻轻松松变小脸美人。

第一种变脸：消除鼓胀的腮帮子

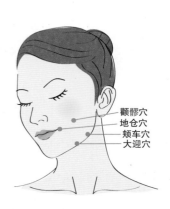

脸颊看起来总是鼓鼓的，好像含着栗子的松鼠？恼人的腮帮子，让脸形原本该有的美丽弧线都被破坏了。这是因为胃经堵塞，脸颊内部产生了气结，再不赶快拨筋，腮帮子可会越来越大。

现在就开始瘦脸美肌，顺便保护脾胃健康！

消除鼓胀腮帮子的关键穴位：颧髎穴、地仓穴、大迎穴、颊车穴。

大脸形成原因

1. 腮帮子鼓鼓的，很可能是因为胃经堵塞的关系。个性急、吃东西快、喜欢边吃边说话的人，容易使胃经产生气结，连带导致胃经所经过的地方产生浮肿现象。
2. 形成国字脸的原因，可能是因为耳后的翳风穴堵塞，这可是身体循环系统发出的警讯。

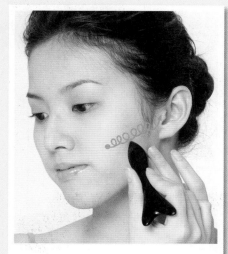

步骤 1

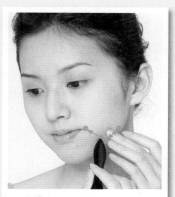

步骤 2

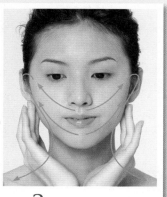

步骤 3

步骤 1

左耳开穴之后，在颧髎穴以点拨的方式做开穴。然后再从这个穴位，以圆拨的方式向耳侧带出。

· 颧髎穴：在颧骨最高点的正下方凹陷处。

步骤 2

以划拨方式，在地仓穴、大迎穴和颊车穴之间，做深度的划拨。

· 地仓穴：在嘴角旁边。
· 大迎穴：在下颌角前方，咬肌附着部前缘，动脉搏动处后方。
· 颊车穴：下颌角前上方约1横指，牙齿咬紧时在咬肌隆起的最高处。

步骤 3

以相同方式，给右脸做拨筋。最后以指腹按摩两颊，再将气带往两耳、颈、肩，做顺气排毒。

第二种变脸：让国字脸变瓜子脸

拿起你手边的美人鱼牛角，只要勤劳地多做几次拨筋，消除耳下、颈部侧边长期以来堆积的气阻、筋结，保证你的脸马上小一号。

让国字脸轻松变成瓜子脸的关键穴位：听会穴、听宫穴、耳门穴、翳风穴。

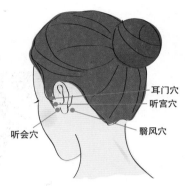

耳门穴
听宫穴
听会穴
翳风穴

操作步骤

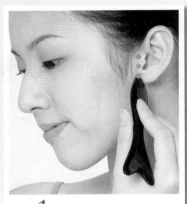

步骤 1

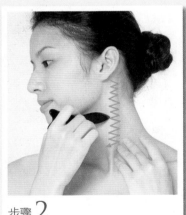

步骤 2

步骤 1

左耳开穴后，在耳前的听会穴、听宫穴和耳门穴之间，来回做划拨。

· 听会穴：在脸颊旁边，耳垂前缘凹陷处。

· 听宫穴：在耳朵前缘正中，张开嘴时呈凹陷处。

· 耳门穴：在耳朵前上缘的凹陷处。

步骤 2

顺着耳朵下来，以垂直于胸锁乳突肌的方向，给这一带的颈部肌肉做拨筋按摩。

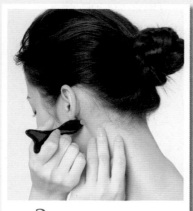

PART 1

7分钟拨筋，改善黑眼圈、眼袋、大饼脸

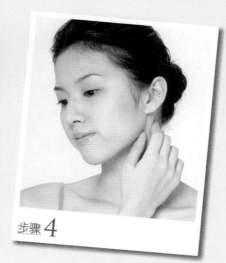

步骤 3

步骤 4

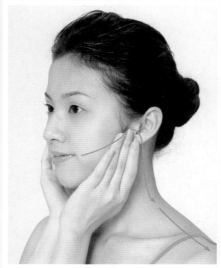

步骤 5

步骤 3

找到耳后的翳风穴，先做点拨开穴，再做定点圆拨。

·翳风穴：在耳垂后，乳突前下方凹陷中。

步骤 4

颈部侧边的淋巴部位，用右手做按摩。

步骤 5

以相同方式，对右脸做拨筋。最后以指腹按摩两颊，将气带往两耳、颈部，从肩膀带出。

06 有效消除眼袋，
不花钱瞬间年轻10岁

很多女性朋友早上起床一照镜子，赫然发现，下眼皮竟然不再平整！出门在即，她们常急得像热锅上的蚂蚁。

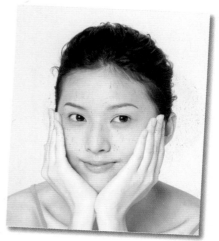

出现眼袋不但让人看起来没有精神，也像老了十来岁，令人无法忍受。有些人花钱买保养品，甚至考虑整形手术，就是希望眼袋尽快离去。

不过想消除眼袋，靠用保养品效果有限；动手术不但花钱多，又有风险。有没有既简单又有效的去眼袋小秘诀呢？答案就在本书里。

拨筋 DIY 让你轻松消除眼袋

想让眼睛整体看起来炯炯有神、神采飞扬吗？只要学会释放眼睛下方的酸点、松开气结，眼睛就会感觉很轻松。同时，也能有效预防因下眼皮松弛而产生的皱纹。

消除眼袋的关键穴位：瞳子髎穴、承泣穴、四白穴。

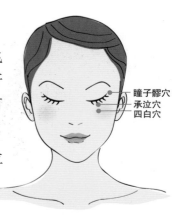

瞳子髎穴
承泣穴
四白穴

眼袋形成原因

老态的眼袋不再是老年人的专利，以下的形成原因你再不注意，小心眼袋提早上门。

1. 长时间过度使用眼睛（如熬夜、看电视、看电脑），没有让眼睛得到适度的放松和休息。
2. 消化系统不好，体内容易形成水分堆积，造成眼袋、水肿。
3. 眼睛周围的肌肉因过度使用，变得松弛无弹性。

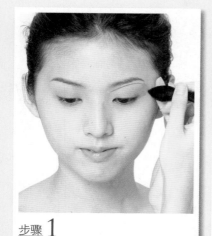

步骤 1

步骤 2

步骤 1

从眉头顺着眉骨划拨至眉尾，
在眼尾的瞳子髎穴圆拨开穴。

· 瞳子髎穴：靠近眼尾，眼角
  外1指宽处。

步骤 2

顺着下眼眶的边缘和弧度，由
前往后圆拨。再稍微用点力，
点拨眼球正下方的承泣穴、四
白穴。

· 承泣穴：位于瞳孔正下方，眼眶骨上。

· 四白穴：在承泣穴正下方约1指宽处。

随时随地变漂亮

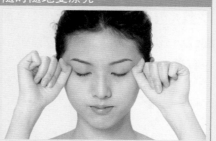

用拇指关节，由下眼眶往眼尾下压再提
拉，坚持按摩，可消除眼袋。

从经络来看，下眼睑走胃经，常按压承泣穴、四白穴，是防止胃经阻塞、消除眼袋最有效的方法。

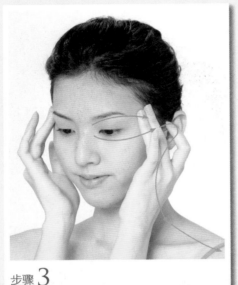

步骤 3

步骤 3
以同样的手法，对右眼进行操作。
最后以指腹按摩眼骨，将气带往两
耳、颈、肩，做顺气排毒。

容易形成眼袋，或是下眼皮肿胀的地方，有两个重要穴位：承泣穴和四白穴。它们属于胃经穴位，对脾胃的保健也很有效。

许多人因为工作紧张、忙碌，而导致脾胃虚弱，脸上除了出现眼袋、细纹，还容易形成斑点。常按压承泣穴、四白穴，可以让这些恼人的问题有效改善，让健康美丽升级。

萧老师变美小秘技

不当的睡姿也会让你的眼袋垮下来！
记得不要趴着睡觉，保持仰睡可避免体内水分滞留在眼周。
睡醒时如果发现脸颊上出现眼袋的踪迹，可以尝试冷敷，消除暂时性的浮肿。

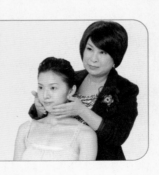

07 头皮不再油腻，
桃花人缘指数急升

有些女性朋友虽然每天洗头，但头皮、头发还是油腻发亮。万一上班太累，回家偷懒没洗，隔天看起来不只像三天没洗，还散发出异味，招来别人异样的眼光，甚至影响人际关系。

头皮太油腻，也容易因头痒难耐而忍不住一直抓，导致毛囊发炎、头皮红肿，严重的还会掉头发，爱美的你可疏忽不得。

拨筋DIY 让你的头皮不再油腻

活化头皮的第一步，就是要促进头皮的血液循环。想要调理头部血液循环不佳的问题，通过拨筋理肌手法，可以在活化头皮的同时，控制出油的窘境，还能让秀发长得更好、更柔顺。

头皮的拨筋美容法简单易学，只要准备一支美人鱼牛角和具有行血化瘀功效的山药乳霜，就可以立刻开始。

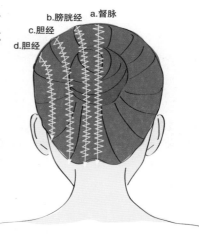

b.膀胱经　a.督脉
c.胆经
d.胆经

头部拨筋图

头皮过度出油的原因

1. 忽冷忽热的天气，影响头皮油脂分泌。
2. 年纪增长或激素分泌紊乱，让头皮溢出过多油脂。
3. 饮食习惯不好，过咸、过辣、过油、过甜的饮食会增加头皮负担。
4. 精神紧张、压力过大致使内分泌起了变化，或是细菌感染引起，严重时头皮屑如厚鳞片般积聚在发根。

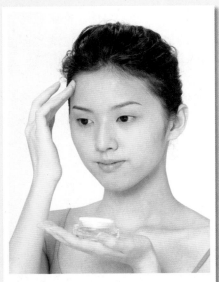

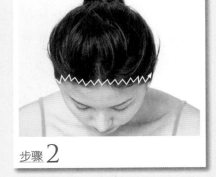

步骤2

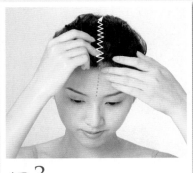

步骤3

步骤1

步骤 1

先在整个头部的发际线，涂上薄薄一层山药乳霜。

· 山药乳霜具有美白、保湿功效，还能起到行血化瘀的作用，是拨筋美容、保养肌肤的圣品。

步骤 2

沿着发际线横拨三圈。

· 发际线是指头发和额头、耳朵、后颈皮肤交界的部分，所以横拨发际线时，要从额前绕到后颈，再从另一边绕回来，这样算横拨一圈。

步骤 3

找到头发的中分线，将头发拨开，涂上薄薄一层山药乳霜，再用美人鱼牛角从前额顺着头顶往下划拨，直到后脑的发际线。

· 划拨动作可以按两短一长的频率进行。

中医认为"肾主骨，其华在发"，由此可知头发问题与肾也有很大关系，所以平时要好好保养肾。

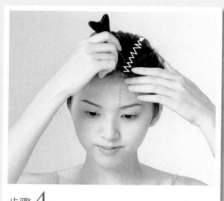

步骤 **4**

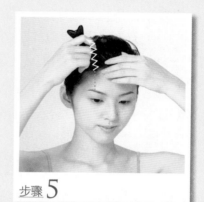

步骤 **5**

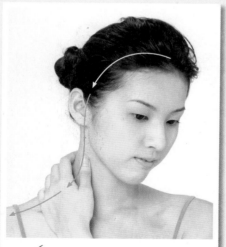

步骤 **6**

步骤 4

参考"头部拨筋图"（见35页）的顺序，从a到d，依序拨开头发、涂山药乳霜，再从头顶往下横拨直到后脑发际线。

· 拨筋线之间的间距，大约是两指的宽度。

步骤 5

做完左半边，再以同样方式进行头部右半边的拨筋按摩。

步骤 6

顺气：以双手指腹从头顶往颈部按摩，将气带至颈肩部排出。

针对过度出油的困扰，除了注重清洁以外，还要吃得清淡。尽量多吃一点水果和蔬菜、多喝水，同时每日定时定量补充维生素A、维生素D与B族维生素，让皮脂腺的分泌趋于正常化。不过一个人体细胞代谢周期需120天，所以要吃4个月以上细胞才能转换，如果只是想到才吃，没有定时定量，那是没有效果的。

通过拨筋按摩的方式，搭配良好的睡眠习惯、正常均衡的饮食，才能让你脱离油腻的困境，给人清爽的好印象。

萧老师变美小秘技

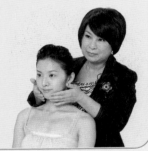

每天只要梳头3分钟，连梳一周，头上雪花片片就不见。

如果梳完后梳子上都是油污，这表示你把堵塞的气结与污油给梳掉了，多试几次，头皮屑就会消失。

梳头可改善脱发、白发、头发稀疏，或没有光泽的问题，还能同时提升肝肾的功能。

古人常说"面宜常擦，发宜常梳"，这是很有道理的。梳理头发，可促进头部血液循环，并改善头发、头皮的许多病变问题。

更何况，头部的经络中有许多重要的穴位，常用特制的莎曼鲨牛角给头皮拨筋，在梳理头发的同时还能达到按摩的功效，对刺激大脑皮质、增强记忆力，以及释放头部压力都有很大的帮助。

穴位一点诀

人体中的十四条主要经脉，有七条阳经皆上会于头面部，而循经后脑勺的督脉、膀胱经、胆经如有气结，都会影响头部气血的运行。

此处有许多重要穴位，对增强记忆力及头部压力的释放有很大的帮助。

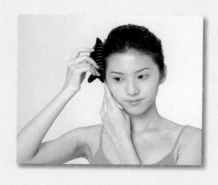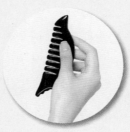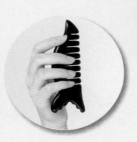

中医认为：肾主骨，其华在发。这句话是说，头发、头皮的健康度和光泽度，可以反映肾脏功能和泌尿系统的状况。

想要保持头皮健康，三大守则你不能不知：

1. 选用针对油性发质的洗发乳，洗发、护发务必分开。

2. 避免油腻、高糖的饮食，远离酒和辛辣刺激性食物。

3. 养成正确的梳理头发的习惯。每天用天然制品的梳子（如牛角梳、玉石梳或木质梳子)梳头，并将全头轻轻叩击一遍，可以有效改善头部血液循环。

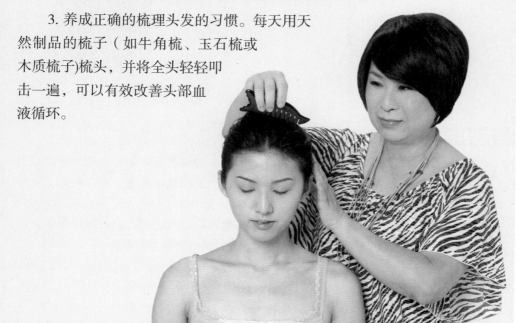

08 每天只要3分钟，让你的发线不再撤退

大部分女性对于自己的脸孔、身材的保养，可真是不遗余力，各式保养品、微整形、SPA瘦身等几乎一样不落，就担心自己因为松懈透露出一点岁月的痕迹。

但是，如果你额前头发太少、发线严重后移，两侧发丝也逐渐稀薄，露出高耸的额头，再漂亮、身材保养得再好，也让人一眼就看出你的年龄，甚至看起来硬是比实际年龄多十岁！

如何预防发际线后移，维持头发的丰泽亮丽，可是爱美的女性朋友不可不知的课题！

拨筋DIY 让你拥有闪亮发丝

爱美的你也不必太过担忧，建议先从身体内部找原因，调节气血、滋补肝肾、调理内分泌。另外，搭配头皮的拨筋美容，帮助改善掉发的情况，就能重新养回一头闪亮迷人的秀发。

养发的美容拨筋很简单，先稍微认识一下关键穴位，再按步骤梳理头皮，轻轻松松就能获得效果。

养发的关键穴位：天柱穴、风池穴、完骨穴。

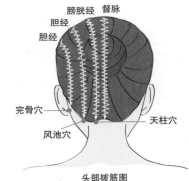
头部拨筋图

发线后移的形成原因

头发的生长与脱落、润泽与枯槁，与人体气血的盛衰有密切的关系。可别以为头发变少、脱落，以及发线后退是中老年人才会面临的老化状况，当今社会，因为生活节奏快，年轻脱发者与日俱增。

特别是办公室里的白领上班族，由于精神紧张、压力过大，脑力消耗得多，而久坐又让气血运行不畅，血液不能上达头皮，很容易导致脱发与白发。

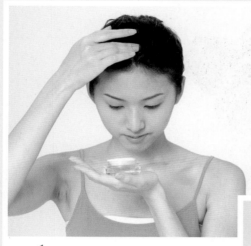

步骤1

步骤 1

在额前发际线涂上山药乳霜，再找到头发的中分线（督脉处），将头发拨开，也涂上一层山药乳霜。

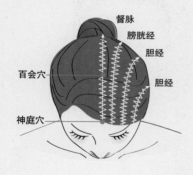

督脉
膀胱经
胆经
百会穴
胆经
神庭穴

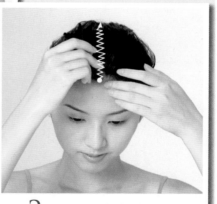

步骤2

步骤 2

参考"头部拨筋图"，由督脉神庭穴开始往后梳理，通过百会穴，一直梳到后脑的发际线。

· 神庭穴：在前发际正中直上0.5寸。
· 百会穴：在头顶，两耳尖端连线的中点。

随时随地变漂亮

　　用牛角梳头，按两短一长的节奏，每日梳理3分钟，一个月后毛发增生的效果让你惊喜。

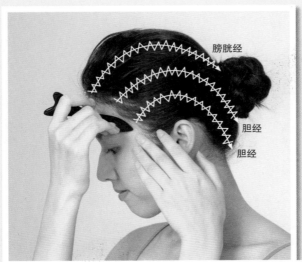

膀胱经

胆经

胆经

步骤3

步骤3
依上图所示继续梳理头部发内的
膀胱经、胆经。经过天柱、风
池、完骨三穴时，加强开穴。

・天柱穴：在后脑的发际边，脊椎
  旁开约2指宽处。

・风池穴：在后脑发际边，脊椎旁
  开约3指宽处，是胸锁乳突肌的
  起始处。

・完骨穴：耳后乳突的后下方凹陷
  处。

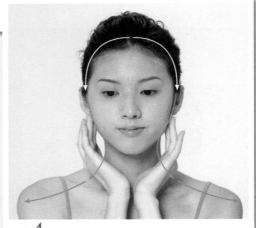

步骤4

步骤4
以同样手法，做头部右半边的拨筋。再以指腹按摩头顶，带到两耳、颈、肩，
做顺气排毒。

　　头发就像我们种的植物，要常常翻动泥土，植物才长得茂盛。

　　因此，头要常梳，用拨筋的方法美容，效果是立刻可感受到的。做完头部拨筋SPA，你会立刻感觉神清气爽。

　　以中医观点来说，头为诸阳之会，梳头就是梳经络。所有气血都注入头部，头部气血堵塞，心血管疾病、脑梗塞会随之而来。

　　每天梳头200~300次，可预防脱发、白发，头发稀疏、无光泽的状况，一周后即可改善，更有很多你意想不到的保健作用。

萧老师变美小秘技

　　除了拨筋养护头发，建议大家多摄取有益头发生长的食物，如蛋黄、牛奶、糙米、小麦胚芽或新鲜的深绿色蔬菜、坚果类等。这些食物所含的营养物质会使头发更健康、更乌黑亮丽。

　　中医的经络学说认为肾气入脑，肾气充不充足会反映在头发上。所以，补肾也是对头发有帮助的，平常可以多吃些黑色食物，如何首乌、芝麻、黑豆等，以滋养肾脏，效果也很不错。

09 人人都会的拨筋开穴，让你摆脱高低眉

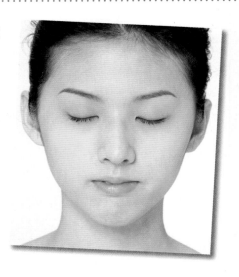

"横看成岭侧成峰，远近高低各不同"，这句话用来形容风景相当适合，但可不能用来形容你的眉毛！

脸部五官中，最受整形、化妆青睐的，不外乎是眼睛、鼻子和嘴巴，眉毛常处于被人忽略的地位。

事实上，完美的眉型对于五官可以说是有画龙点睛之效。漂亮的眼睛如果没有眉毛的修饰，就衬托不出它们的美丽。

眉毛的高低、长短、粗细及弧度，对于脸型、表情与气质也有很大的影响。即使没有化妆，只要眉毛修整得好，就算素颜也能让五官显得立体，让人一眼就注意到你！

拨筋DIY 让你拥有完美的眉型

顺着眉头至眉尾方向，进行划拨或圆拨，并在攒竹穴加强开穴，就能慢慢养护一双自然浓密、立体有型的眉毛了。

高低眉的形成原因

1. 上眼睑皮肤下垂：眼睑提肌僵硬或是老化松弛，造成上眼皮下垂，为了用力睁开眼皮，眉弓会向上提高，久了就造成眉毛上扬。
2. 习惯挑眉：下意识地有挑眉的动作，时间一久，就会让经常运动的眉毛肌肉失去弹性，甚至留下不容易消失的抬头纹。
3. 内分泌失调：眉毛高低不匀称，通常也表示气血不足、肾气虚弱、消化系统不适，或是新陈代谢功能下降。

打造完美眉型的关键穴位：攒竹穴、鱼腰穴、阳白穴、丝竹空穴。

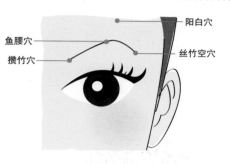

鱼腰穴
阳白穴
攒竹穴
丝竹空穴

操作步骤

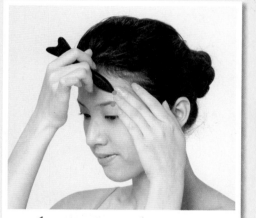

步骤 1

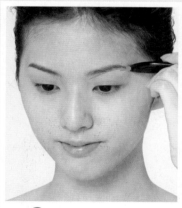

步骤 2

步骤 1

找到眉毛附近的攒竹穴、鱼腰穴及阳白穴，以点拨手法拨筋开穴。

· 攒竹穴：位于眉头内侧凹陷处。
· 鱼腰穴：位于眉毛中心处，也就是瞳孔的正上方。按压鱼腰穴时记得要往上挑，不要压迫到眼球。
· 阳白穴：在额头上，眉毛正中间上方约1指宽处。

步骤 2

沿着眉骨，用划拨手法从眉头按摩至眉尾的丝竹空穴，丝竹空穴用点拨手法加强拨筋开穴。

· 丝竹空穴：眉尾上微微凹陷的地方。

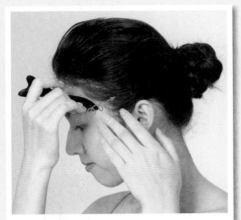

步骤3

步骤3
经过丝竹空穴后，再继续圆拨至
太阳穴一带。

步骤4
以同样的手法，再操作右眉。

步骤5
拨筋后，以指腹按摩双眉，将气
带往两耳，再顺着颈部排出。

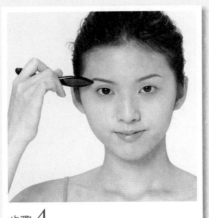

步骤4

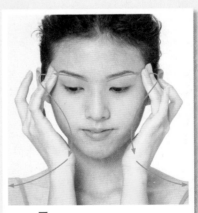

步骤5

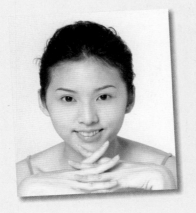

正确拨筋之后，你一定能体验到，脸部筋肉变得轻松舒适，还能见到肌肤由内而外焕发的光彩。这套拨筋手法还能改善头痛、偏头痛、耳鸣与晕眩，兼具美容与健康的双重保养功效。

萧老师变美小秘技

眉毛的主要作用是增添眼睛的神采，正所谓：眉者媚也，两目之精华。经常按摩攒竹穴、鱼腰穴，能预防眼睛浮肿、减少眼部疲劳，疏通经脉，明目。

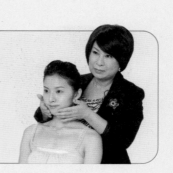

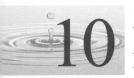

10 不用狂吃或打玻尿酸，
就能抢救脸颊凹陷

　　双颊丰满的女生，看起来似乎随时带着甜甜的笑容。但是，随着年纪增长，脂肪日渐萎缩，还有些人为了瘦身而急速减重，这些都会造成脸颊凹陷，让脸颊美感大打折扣。

　　脸颊过于削瘦、凹陷，不但看起来比较苍老、有苦命相，而且削瘦的脸颊会使脸部看起来棱角过多，感觉个性比较严厉，难以亲近。到底怎样才能使脸颊恢复少女般的丰润模样呢？

拨筋 DIY｜轻松找回丰润苹果脸

　　其实你不必靠吃胖来硬撑，也不必打玻尿酸、胶原蛋白，学会拨筋美容法就能帮你改善问题。

　　助你找回丰润苹果肌的关键穴位：翳风穴、颧髎穴、缺盆穴。

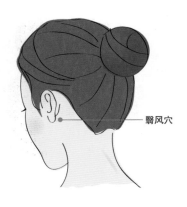
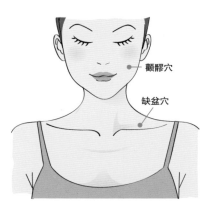

翳风穴　颧髎穴　缺盆穴

脸颊凹陷的形成原因

　　大部分脸颊凹陷的人，身形都比较瘦弱。导致脸部凹陷的原因，多半是因为长期的胃部疾病，让胃经气血不顺畅，产生胃寒或胃火，从而导致脸颊黯沉、凹陷的情形。

　　凹陷的双颊会让颧骨变得更突兀，连带使眉骨、眼睛的线条，看起来都不匀称。

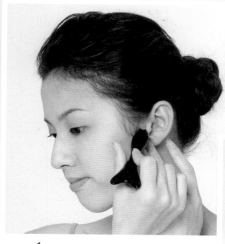

步骤 **1**

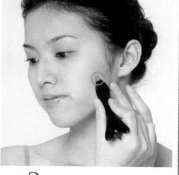

步骤 **2**

随时随地变漂亮

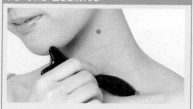

　　用美人鱼牛角开胃经的缺盆穴、人迎穴，对改善脸部凹陷非常有效。

- 缺盆穴：在锁骨上方，肩下凹窝的正中央。
- 人迎穴：喉结旁开约3指宽处，在胸锁乳突肌前缘。

步骤 1

左耳开穴后，找到听宫穴，以点拨方式加强开穴。

- 听宫穴：在耳屏前中央，张开嘴时呈凹陷处。

步骤 2

在脸颊的颧髎穴，先做点拨开穴，再做定点的圆拨，达到改善脸颊凹陷、拉提肌肤的效果。

- 颧髎穴：在脸颊上，颧骨最高点的正下方凹陷处。

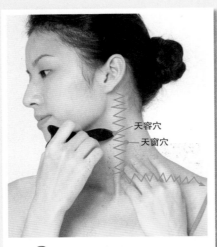

天容穴
天窗穴

步骤 3

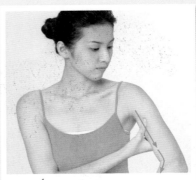

步骤 4

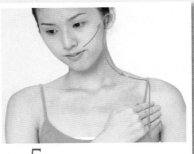

步骤 5

步骤 3

在颈部的胸锁乳突肌上，由上往下以垂直方向做横拨，一直拨到肩膀。找到颈部的天容穴、天窗穴，定点圆拨加强按摩。

- 天容穴：在喉头旁约2指宽处，胸锁乳突肌前缘。
- 天窗穴：颈外侧平喉结处，胸锁乳突肌后缘。

步骤 4

用右手揉捏左手臂上的小肠经做按摩，一直按到小拇指。

步骤 5

以相同的方式，做右边的拨筋。最后以指腹按摩脸颊、耳朵，再将气带往颈、肩，从腋下带出。

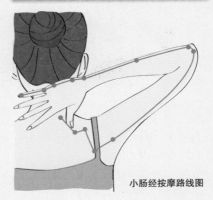

小肠经按摩路线图

有些人看起来颧骨高，其实是因为脸颊凹陷而使颧骨显得突出。

迷信的人有种命理的说法，认为颧骨高的人比较强势、爱好权力，对人对事充满掌控欲。这些被误会成颧骨高的人，就会莫名其妙地被描述成这样的形象。

拨筋美容法可以同时给你匀称的脸颊、红润的气色，以及消化系统的护理和保健，让你一次摆脱几种困扰。

萧老师变美小秘技

我们试着把按摩的部位从脸颊延伸到手臂，会感觉非常轻松，而且加倍有效。

手臂上有大肠经、小肠经和三焦经等重要经络通过，看电视、跟邻居聊天的时候，就可以按摩按摩。有的人连续按20~30分钟，脸颊就丰满起来，效果马上看得到。

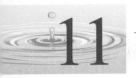

11 上班前或午休时，快速抢救"泡泡金鱼眼"

早上起床，发现眼皮肥厚、水肿，是现在很多女性上班族最大的困扰。肥厚的泡泡眼，会让双眼皮瞬间不见，变成单眼皮，而原本是单眼皮的就变成了眯眯眼。

有些女生尽管皮肤白皙，但眼睛一旦出现浮肿，就活像长了一双肥厚的金鱼眼。笨重的眼皮不只遮住了迷人的眼神，还会让人看起来一脸的落寞相。

拨筋DIY 轻松消除泡泡眼

忙碌的上班族，如何利用上班前，或是短暂的午休时间，动手消除恼人的眼皮水肿？

"水肿"顾名思义，代表着那个部位的皮下组织里囤积了水分，一时之间代谢不掉。赶快拿起你的美人鱼牛角做个练习，加速眼睛周围的皮肤和肌肉的气血循环，把不必要的水分排掉。这招"泡泡眼急救法"平常一定要练习，一旦早上起床发现症状，就能在3分钟内马上解决问题出门去。

消除泡泡眼的关键穴位：攒竹穴、鱼腰穴、鱼尾穴。

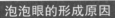

鱼腰穴
攒竹穴
鱼尾穴

泡泡眼的形成原因

1. 过敏引起：食物、花粉、蚊虫等，都可能形成持续性的泡泡眼，不过一般去除了过敏原之后，就可以改善。
2. 眼睑发炎：结膜炎、针眼，或是保养品、化妆品使用不当，也会导致眼睑肿胀。
3. 生活习惯的问题：喜欢吃高盐、辛辣口味的食物，睡前喝太多水，还有常常熬夜，都容易形成泡泡眼。
4. 特殊疾病引起：如果罹患肾脏疾病、甲状腺功能亢进，同样会造成眼部浮肿。

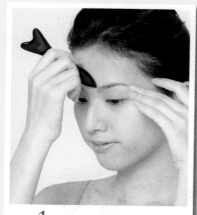

步骤 1

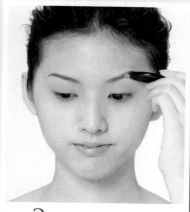

步骤 2

步骤 1
先找到左眉前端的攒竹穴，定点按压、圆拨。

· 攒竹穴：位于眉头内侧凹陷处。

步骤 2
找到眉毛中段的鱼腰穴，往上挑拨，加强按摩。

· 鱼腰穴：位于眉毛中心处，也就是瞳孔的正上方。

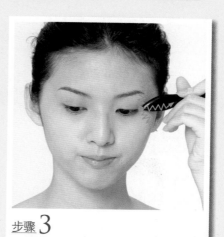

步骤 3

步骤 3
找到眼角的鱼尾穴，向眼睛外侧做放射状横拨。

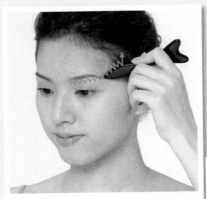

步骤4

步骤 4
顺着眉骨下缘由前往后横拨，
直至眉尾，再带到额头侧边的
发际线。

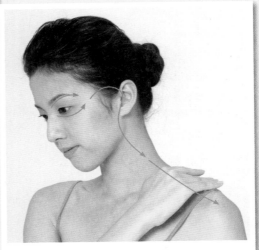

步骤5

随时随地变漂亮

以指关节推压方式，对眼周
穴位进行按摩，只要3分钟，就能
改善泡泡眼。

步骤 5
以同样的手法对右眼周围进行拨筋。最后以
指腹按摩两眼眼骨，将气带往两耳，再顺着
颈部排出。

位于眉头前凹处的攒竹穴，对于预防眼睛浮肿、消除眼部疲劳等，效果绝佳。常用美人鱼牛角或拇指按压此穴能使眼睛更明亮。

想要有效预防眼皮浮肿，就要在日常作息与饮食上下功夫。不要熬夜、不要过度劳累，要兼顾运动，并改吃口味淡的食物。经期前易出现眼皮浮肿的人，更要减少盐分的摄取。

萧老师变美小秘技

如何有效预防泡泡眼？
1. 饮食要清淡，避免高盐。
2. 摄取红豆、冬瓜、薏仁、椰子等利于排尿的食物，能够帮助代谢体内积水。
3. 睡前喝太多水，隔天特别容易水肿，因此要记得避免。

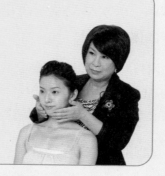

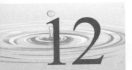

12 脸形不对称，不需动刀削骨就能恢复的秘法

人体器官只要是成双成对出现的，通常都不会百分之百一样。一般人脸庞左右两侧都有不同程度的不对称，但不对称现象通常并不明显。

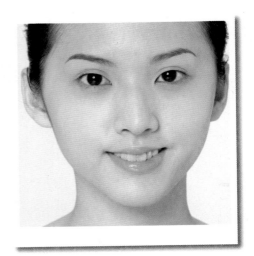

另外，一般人都将眼光焦点集中在眼、鼻、口，因此脸庞左右两侧的不均匀，往往就被忽视了。但是比例对称的脸形，才能够让你的五官轮廓更完美、立体！

拨筋DIY　让你恢复匀称脸蛋

脸庞稍微不对称，不用太操心，除了动刀整骨、削骨以外，你还有更方便、更安全的可以让脸形更完美的选择。现在就动手，给自己一个全新的体验。

调整脸形的拨筋部位，主要是以脸颊上咀嚼肌所在的位置为主，另外再加上一些可以修饰脸部线条的穴位。这套使脸颊匀称的拨筋法，只用在比较僵硬或肿大的那边脸颊，可以让它消肿，变得圆润。

脸部不对称的形成原因

1. 习惯性的单边跷脚，或是站姿坐姿歪斜，长期下来会导致腰部下方的髋骨偏斜，甚至连带使脊椎和肩颈部变得紧张、扭曲。肩、颈及下巴的肌肉，就在不知不觉中，为了平衡身体而不正常地用力，造成脸颊两边不匀称。
2. 睡眠习惯不良，睡姿僵硬、歪斜，或经常单边侧睡，或睡觉时习惯一整晚压住单侧脸颊，长期压着的脸颊就会较不丰腴。
3. 习惯性地使用一侧的牙齿咀嚼食物，会造成某一侧的咀嚼肌特别发达。
4. 先天性的不对称，使骨骼发育影响了脸部的生长。

关键穴位：承浆穴、大迎穴、翳风穴。

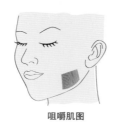

咀嚼肌图

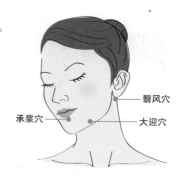

翳风穴
承浆穴
大迎穴

操作步骤

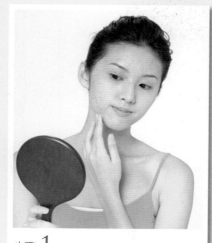

步骤 1

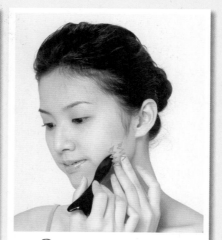

步骤 2

步骤 1
先照镜子，观察两颊是否对称，找出比较肿大或肌肉僵硬的那一边。

步骤 2
在该侧的耳朵开穴后，沿着脸颊下缘，找到咀嚼肌，以横拨方式松开这一带的肌肉。

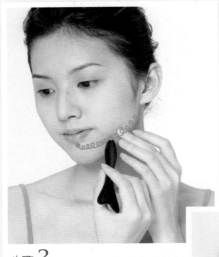

步骤 3

步骤 3

从承浆穴开始，以圆拨手法
按摩到大迎穴，再往上方圆
拨至耳后的翳风穴，在翳风
穴处加强开穴。

·承浆穴：在下唇中央的正
　下方，唇边缘处。
·大迎穴：在下颌角前方，
　咬肌附着部前缘，动脉搏
　动处后方。
·翳风穴：在耳垂后，乳突前下方凹陷中。

步骤 4

步骤 4

拨筋后，以指腹替这半边的脸颊做顺气，经过耳下、颈部，然后
从肩部带出。

咀嚼肌同时也是颊车穴所在的位置，用手揉捏、用牛角拨筋，都可以达到很好的松弛效果。

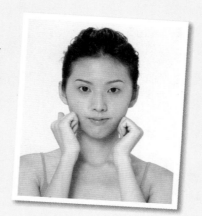

咀嚼肌在哪里？用力咬合后牙，脸颊上突起的肌肉处就是咀嚼肌。常用指关节由前往后轻轻绕圈按摩咀嚼肌，可以松弛肌肉，消除两侧脸颊的不对称状态。

有时候，比较明显的脸颊不对称，是在日常生活中一点一滴累积而成的。例如有人坐着时，总是习惯一只手托着下巴，久而久之，也会造成脸形的不对称。可见习惯对人的影响是很大的，千万不可忽视生活中这样的小细节。

萧老师变美小秘技

很多女孩为了拥有一口贝齿而装牙套，由于咬合不习惯，两侧咀嚼不均衡，脸形可能因此变得不对称、不完美。

如果摘掉牙套或是咀嚼习惯恢复后，肌肉松弛或紧绷的症状还是没有改善，就需要经常按摩脸部的颊车穴，促进血液循环，让肌肉恢复均匀健康的状态。

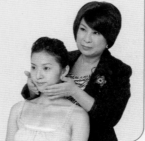

13 活络气血抹平泪沟，别再让自己一副苦相

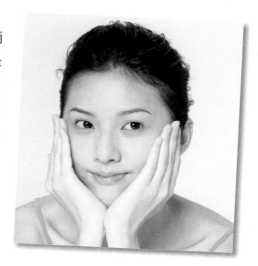

　　25岁之后，肌肤胶原蛋白消耗加快，最常见的老化现象就是沿着眼眶骨缘出现一条沟状的凹陷，也就是俗称的"泪沟"。泪沟会让眼睛下方很黯沉，显得气色非常差，看起来不但苍老，而且总让人觉得很苦命。

　　常有人问我：这种情况，不整形可以处理吗？我的答案是肯定的，简单几个步骤，坚持进行拨筋、按摩，泪沟问题就可以得到改善。

拨筋 DIY　让你轻松消除泪沟

　　泪沟的问题，依每个人的状况不同而有不同的表现，通过彩妆与微整形当然可以修饰塌陷的泪沟，但那只是治标而非治本的办法。想要彻底解决泪沟的困扰，可以通过拨筋美容，活络气血以补充肌肤养分，肌肤回复最佳状态，就能呈现最健康美丽的一面。

泪沟的形成原因

　　眼袋和泪沟的形成原因大致相同，它们的差别在于：

1. 眼袋是眼下凸出的脂肪体，泪沟则是脸部肌肤受眼袋挤压而产生的纹路。
2. 泪沟的出现，还有可能是因为眉、眼、鼻附近的经络产生严重的气阻，让脸部肌肤无法正常吸收养分，所以产生纹路。

　　泪沟和眼袋常常并存，眼袋凸出越厉害，泪沟的凹陷就会越明显；同时，单纯的泪沟只是沿着眼眶骨缘出现凹沟，但严重的泪沟，会因为皮肤松弛，让原本应该饱满的苹果肌也变得萎缩凹陷。

消除泪沟的关键穴位：承泣
穴、四白穴、球后穴。

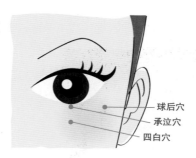

球后穴
承泣穴
四白穴

操作步骤

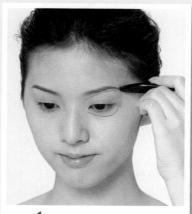

步骤 1

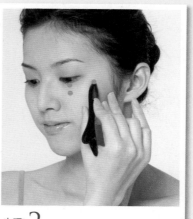

步骤 2

步骤 1

先沿着上眼眶骨，从眉头划拨至眉尾，再从眼头由前往后划拨下眼
眶骨，回到眼尾。

步骤 2

找到眼下的承泣穴、四白穴和球后穴，定点圆拨开穴。

· 承泣穴：位于瞳孔正下方，在眼眶骨上。

· 四白穴：在承泣穴正下方约1指宽处。

· 球后穴：在眼尾和承泣穴的中间，眼眶下缘接近颧骨处。

将双手摩擦至产生温热感，从鼻梁至眼尾做横向的热敷、按摩，再加强按压承泣穴、球后穴和四白穴，对消除泪沟很有帮助。

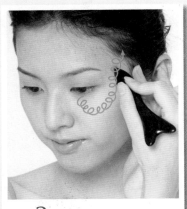

步骤3

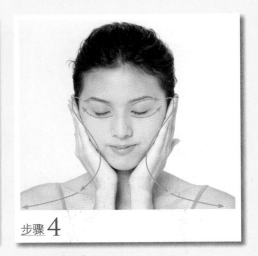

步骤4

步骤3

以圆拨方式，由内向外按摩上述穴位周围，再圆拨到斜上方额侧的发际线。

步骤4

以同样的手法对右眼进行按摩。最后以指腹按摩两眉及眼睛下方的脸部肌肉，将气带往两耳、颈、肩，做顺气排毒。

泪沟大多是因为眼轮匝肌产生气阻所致，每周用拨筋美容法做2次眼部的深层放松，可以达到很好的效果。

萧老师变美小秘技

预防泪沟形成有诀窍：

1. 平时多加强脸部肌肤的保湿，减缓水分与胶原蛋白的流失。

2. 尽量少盯着电脑屏幕。看电视、用电脑时，最好养成每隔30分钟休息10分钟的习惯。

3. 觉得眼睛疲惫的时候，可以替眼睛做适度热敷，配合眼球运动和肌肉按摩，放松额、眼和脸颊。

第二部分

7分钟抚平脸部颈项细纹，打造弹力美肤

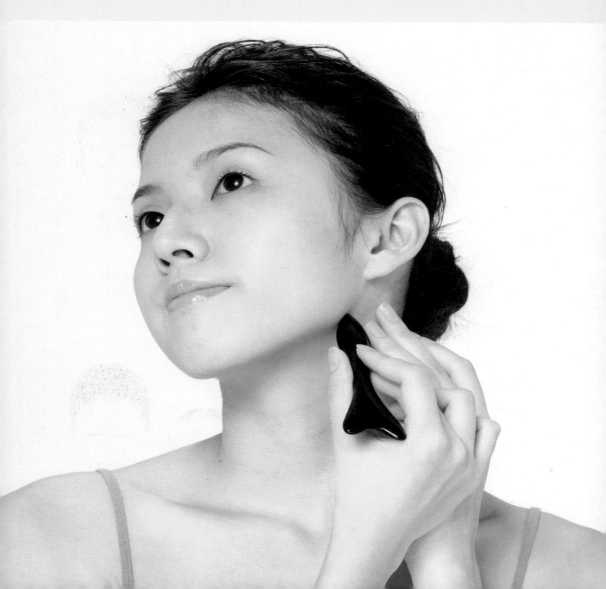

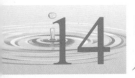
抬头纹的出现，跟年龄没有太大的关系。年轻女孩的抬头纹多半是因为抬眉、挑眉习惯而形成的，或是脸部表情太大，使皮肤纹路加深。

为了对抗这个烦恼，有些人用刘海儿遮，结果换来满额头的痘痘；有些人借助肉毒杆菌、玻尿酸等微整形手术来治疗改善，相信医生所说的"只要三到四天，抬头纹就会像被熨斗烫过一般平顺"。殊不知整形的效果通常只能维持3~4个月，之后恼人的纹路就又出来吓人了，必须不断花钱才能维持整形后的效果。

拔筋 DIY 轻松消除抬头纹

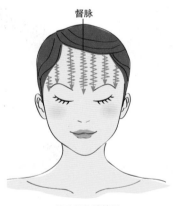

督脉

额头部位拔筋图

其实，根本不必吃药、不用打针，一周进行两次简单的拔筋就能达到减轻皮肤纹理的功效，让抬头纹在不知不觉中慢慢消失。

方法很简单，以眉心为基准，向上画一条直线连至发际处，就是督脉的位置，利用美人鱼牛角顺着中心线左右轻划，再依序横拔完整个额头，就能从外而内调理经脉血气。

抬头纹生成的原因

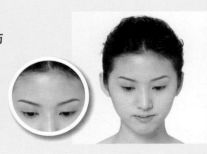

在中医经络学里，脸部是五脏六腑的镜子。额头会反映我们的心肺功能，出现抬头纹，也与心肺功能变弱有关。

习惯性的表情如抬眉、挑眉，或脸部表情太大、太用力，也会使皮肤纹路加深。年长者则是因为皮肤老化松弛，脏腑功能也变弱，导致抬头纹的产生。

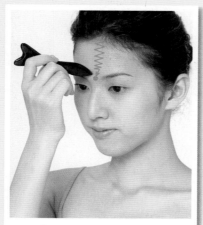

步骤 1

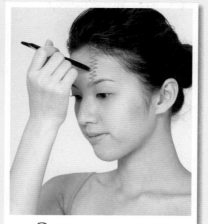

步骤 2

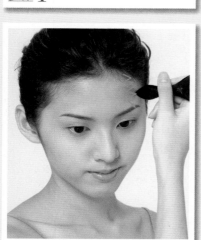

步骤 3

步骤1

左耳开穴后，沿此线由发际开始，往下横拨至眉心部位，眉心要加强。额头如有气结可加强点拨、下压。

步骤2

从眉心向左移两指，同样从发际开始，往下横拨至眉骨处。

步骤3

以间隔两指的距离，依序横拨完左前额之后，再换右前额做。

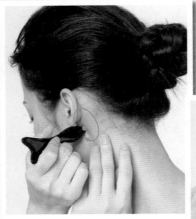

步骤4

步骤4

加强对耳后淋巴与耳垂后翳
风穴的按摩。

· 翳风穴：在耳垂后，乳
  突前下方凹陷中。

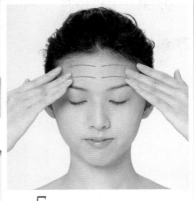

步骤5

步骤5

顺气：以掌面四指按摩额头，
再渐渐往两侧移动，直到按摩
完整个额头。

随时随地变漂亮

用拇指关节，往
太阳穴方向，用打螺
旋方式进行3~5分钟按
摩，每日5次，可以改
善抬头纹。

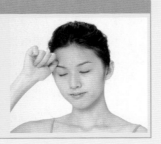

额头的部位，也是所谓的安神区。在额头部位进行拨筋美容，除了能取得延缓皱纹产生、淡化纹路的功效之外，对额部的按压，还能放松紧绷的肌肉，让人感到愉悦、舒服，有镇定醒脑、舒缓压力的效果。若有头痛的症状，也能立即获得改善。

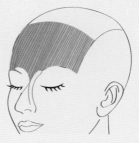

额头肌肉纹理图

额头的肌肉走向大致与眉、眼垂直，在拨筋的时候，不要忘记以垂直于肌肉的方向进行横拨。如果和肌肉同向拨筋，不仅效果大打折扣，还可能导致肌肉轻微发炎。拨筋前看清楚"额头肌肉纹理图"和"额头部位拨筋图"，可以帮助你更快上手，轻松消除抬头纹。

萧老师变美小秘技

改变经常抬眉、抬额的习惯，平时多吃含胶质的食品，如肉皮、鱼肝油等，能使皮肤富有弹性。

如果细纹出现而不去理会，更深的皱纹出现时，要完全抚平就要花费更多时间。最好的方法是每天做3分钟的额头拨筋，这样可大大改善恼人的皱纹。

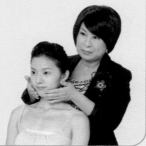

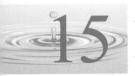

15 每天几分钟，就让你摆脱
鱼尾纹、眼角下垂

靠近眼睛末端的美容问题，以鱼尾纹和眼角下垂最让人头痛。鱼尾纹是太阳穴与眼睛周围之间的动态纹，当皮肤干燥时，纹路看起来会更加严重。

而不少年轻女性有眼角下垂的困扰，时间长了，会出现上眼睑遮蔽或下移的情况，影响外貌或视线，真的很糟糕。

除了使用保湿乳液、眼霜来滋润眼周，帮肌肤补充水分、淡化纹路外，记得要常做眼球转动的小运动，配合拨筋，点压眼周，就能慢慢摆脱鱼尾纹，减轻眼角的下垂感。

拨筋 DIY　轻松消除鱼尾纹与眼角下垂

请记得，当用工具施压在眼部肌肤时，要耐心地松开疼痛点，让眼部经络畅通，排出毒素。

改善鱼尾纹与眼角下垂的关键穴位只有一个，就是瞳子髎穴。

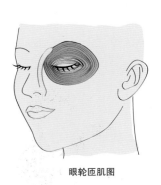

眼轮匝肌图

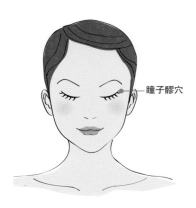

瞳子髎穴

鱼尾纹、眼角下垂的形成原因

1. 习惯性动作，使眼尾肌肉使用频繁，如常眯眼就容易有鱼尾纹，眉毛、额头常无神地垮着，眼角就容易下垂。
2. 皮肤干燥，更容易加速、加深皱纹的形成。

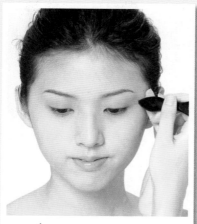

步骤 1

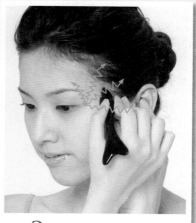

步骤 2

步骤1

先找到左眼尾端的瞳子髎穴，做定点圆拨开穴。

· 瞳子髎穴：靠近眼尾，在眼角外1指宽处。

步骤2

以瞳子髎穴为圆心，向周围做放射状的横拨，眼睛外侧的横拨线条要加长，一直带到额侧的发际线。

随时随地变漂亮

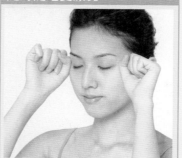

用拇指关节压瞳子髎穴，再往上拉提眼尾，重复做3~9次。

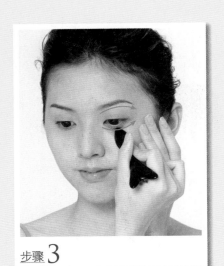

步骤3

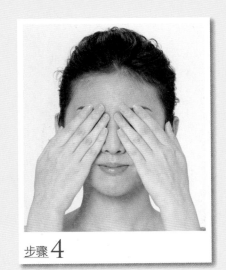

步骤4

步骤3
顺着眉骨，由前往后做划拔；再顺着下眼眶骨外围，由前往后做划拔。

步骤4
以同样的手法操作右眼后，将手掌覆上眼眶，以掌心的温度给眼睛做温和的热敷。

步骤5
最后，按照眼部顺气的常用手法，进行顺气。

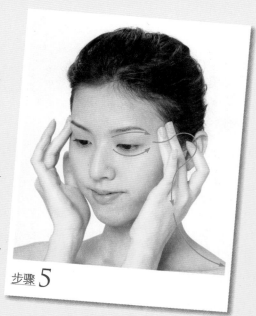

步骤5

胆经的第一个穴——瞳子髎，正好在鱼尾纹的位置。每天花3分钟，用工具或指节上下刮、揉，可以改善胆经气血的运行，从而有效淡化鱼尾纹。

眼部拨筋操作完毕后，可以擦上眼霜或眼胶，小睡一会，让眼部放轻松。

眼周皮肤较薄，储水能力差又比较敏感，选用保养品时，要特别注意保湿功效，避免过分营养或油润。用化妆棉沾上化妆水敷眼，也是简单好用的保养法。

另外，多吃富含维生素B$_1$的食物，如五谷杂粮、全麦面包、糙米等。眼周皮肤已出现细纹时，多吃些富含胶质的海参、软骨或木耳等，补充胶原蛋白，可以提升皮肤的修护力。

萧老师变美小秘技

消除鱼尾纹，恢复皮肤弹性的特别护理法：

1. 在眼睑涂上眼霜或眼胶，注意多涂一些在容易生皱纹的外眼角处。
2. 用无名指轻轻按摩眼角，帮助眼角恢复弹性。
3. 食指关节放在眉峰下（鱼腰穴处），往上推压，重复3~9次。
4. 用温水浸湿化妆棉敷在眼睛上，可以帮助眼霜充分吸收，滋润肌肤。

PART 2

7分钟抚平脸部颈项细纹，打造弹力美肤

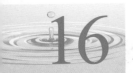

16 自己拨筋按穴位，
告别皱眉纹与悬针纹

我长年在各个小区、大学教授拨筋美容课程。有一次，一位年纪二十七八岁的学员上完课后来问我，说她最近突然发现眉眼间皱纹变多，甚至像发酵过度的面团，中间开始凹陷，出现类似悬针或八字形的纹路，让她很困扰。

她还说，男友的家人看到她年纪轻轻就出现了悬针纹，还担心她性格是不是很忧郁？

拨筋 DIY 轻松消除皱眉纹与悬针纹

很多人使用昂贵的保养品，希望能消除讨厌的皱眉纹。其实，持之以恒地进行眉眼间的拨筋，除了可以改善皱纹或老化所引起的皮肤松弛现象之外，还能找回健康，这些可不是保养品可以做到的。

人体主要的十四经脉皆上行于头面部，当脏腑代谢失调，经络气血无法上达到头面部时，就会加速皱纹与斑点的产生。所以，加强眉、眼、额周围的气血循环，皱纹问题也就能够随之改善。

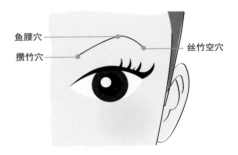

消除皱眉纹与悬针纹的关键穴位：攒竹穴、鱼腰穴、丝竹空穴。

皱眉纹与悬针纹形成原因

1. 皱眉纹的产生，与肌肉过度使用有关。而随着年纪的增长，脸部肌肉群的胶原蛋白也会流失，导致皱纹生成。
2. 脏腑功能退化，经络穴位必会产生气阻，眉头的胶原纤维及弹性纤维因气血循环不好，得不到所需要的营养供应，久而久之就会失去弹性。
3. 经常皱眉，导致皱眉肌变僵硬或纤维化，肌肉组织产生粘连与气阻，血液与营养无法正常供应至此而产生纹路。

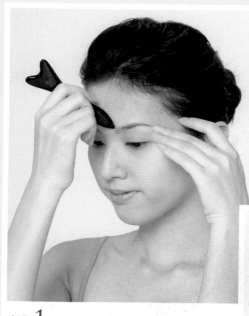

步骤 1

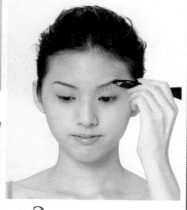

步骤 2

步骤 1

在眉毛前端的攒竹穴处下压开穴数次，如有筋结还需深挑。

· 攒竹穴：位于眉头内侧凹陷处。

步骤 2

沿着眉骨由前往后圆拨，拨至眉毛中间的鱼腰穴时，需加强开穴，往上挑拨。

· 鱼腰穴：位于眉毛中心处，在瞳孔的正上方。

随时随地变漂亮

气血得先经过颈部才能上传至头面部，因此有空多做颈部按摩，对脸部美容很有帮助。

PART 2

7分钟抚平脸部颈项细纹，打造弹力美肤

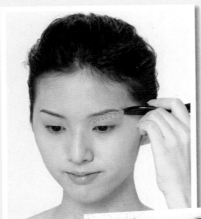

步骤3
继续圆拨至眉尾的丝竹空穴，圆拨加强开穴。

· 丝竹空穴：在眉梢凹陷处。

步骤4
以同样的手法，对右眉做拨筋。再以指腹按摩眉骨、额部，将气往两耳下方推带，做顺气排毒。

步骤 3

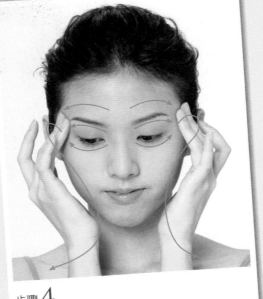

步骤 4

想要面部气血循环好，颈部按摩疏通相当重要。每天花3分钟用双手按摩颈部，使血脉通畅，脸庞就能显得青春有活力。

额头拨筋不仅可以消除或淡化眉眼间的皱纹，同时，对眉部的按摩，还能减轻眼压，达到明目亮眼的效果。

现今的上班族工作时间大都与电脑为伍，容易出现眼睛疲劳酸涩、近视、眼花、眼赤灼痛、肩颈酸痛、头痛等不适。用拨筋美容手法可以使气血畅通、眼睛明亮，缓解头部与肩颈部的压力，达到舒筋活血的效果。

古人说"目要常转"，闭目才能养神，而肝能藏血，当休息时血液才能流入肝脏得到滋养，眼睛是肝的代言人，所以适度的休息是很重要的。

萧老师变美小秘技

每日做3分钟额头拨筋美容，方法如下：
用大拇指关节顶压皱眉纹的地方，往上推至眉毛边缘，顺划至太阳穴发际处数次，直到让皮肤产生发热感为止。

可每天做，如连续做1周，效果绝佳，可以让你跟皱眉纹说再见。

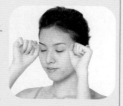

17 让嘴角下垂变上扬，桃花自然朵朵开

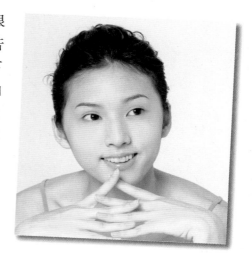

你是不是常被人说看起来很凶，很不亲切，或是看起来愁眉苦脸，天天都像在生气？嘴角明显下垂的女孩，除了看起来缺少亲和力、感觉爱挑剔之外，常被认为自视甚高，看不起周遭的人，如果再连着法令纹就更显得老态毕露。

女性朋友如果生有这种嘴型，对桃花运的杀伤力真是非同小可，男性不想进一步认识你不说，甚至会因为你"不亲切的嘴脸"而退避三舍；更糟的是，人际上还会被归类成爱挑剔、难相处的人，真是教人情何以堪！如何拥有好人缘的唇型？简单几步，让你身边桃花朵朵开！

拨筋 DIY 让你嘴角不再下垂

有人尝试用肉毒杆菌减弱嘴角降肌的力量，间接使嘴角上扬，但可能造成两边不对称、歪斜，甚至上扬太厉害，弄巧成拙变成滑稽的"米老鼠嘴"。有人用注射玻尿酸的方法，虽然可以达到一点修饰的效果，但也容易有表情不自然的后遗症。

嘴角下垂的形成原因

1. 年纪的增长，使胶原蛋白流失加快，皮肤支撑力不足，在地心引力的作用下，嘴角组织自然向下垂坠。
2. 说话动作太大，控制嘴角的下缩肌肉常处于收缩状态，当抿嘴时，嘴角便会呈现下垂状态。
3. 有胃肠疾病如胃痛、消化不良等疾病者，也易发生嘴角下垂现象。

较简单又健康的修饰嘴角的方法，莫过于通过拨筋来拉提嘴角的肌肉线条，简单几步就可以让嘴唇线条变得更迷人。

有助改善嘴角下垂的关键穴位：地仓穴、颊车穴、听会穴。

先找到嘴角边的地仓穴、脸颊部的颊车穴与耳边的听会穴，拨筋步骤如下：

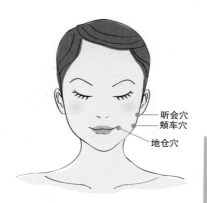

听会穴
颊车穴
地仓穴

7分钟抚平脸部颈项细纹，打造弹力美肤

操作步骤

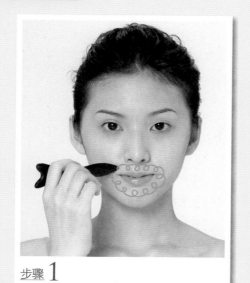

步骤 1

步骤1
沿口轮匝肌（详见79页）圆拨三圈。

随时随地变漂亮

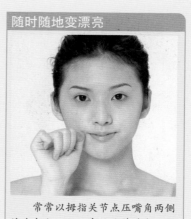

常常以拇指关节点压嘴角两侧的地仓穴，可以有效改善嘴角肌肉松弛下垂的现象。

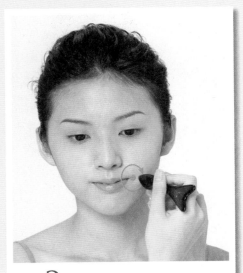

步骤2

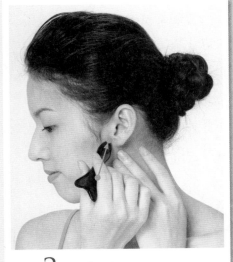

步骤3

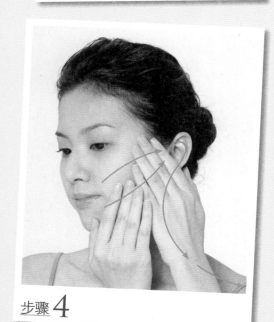

步骤4

步骤2
先在左边嘴角外侧的地仓穴附近圆拨。

· 地仓穴：在嘴角旁边。

步骤3
以划拨手法，从脸颊部的颊车穴，拨筋至耳边的听会穴。

· 颊车穴：下颌角前上方约1横指，牙齿咬紧时在咬肌隆起的最高处。

· 听会穴：在脸颊旁边，耳垂前缘凹陷处。

步骤4
以同样的手法操作右半边，最后以指腹按摩嘴角、两颊，再带至颈、肩，做顺气排毒。

常常按压地仓穴，可以改善脸部神经麻痹、胃肠不适、口部周围的炎症、高血压及嘴角肌肉松弛等症。

除以上3个穴位外，嘴角下垂还与嘴唇部位的肌肉组织有关，例如口轮匝肌、笑肌、嘴角降肌、下唇降肌等。以上肌肉组织内产生筋结或气血循环不良，也是造成嘴角下垂的原因之一。在按摩穴位的同时，加强对这些肌肉组织的拨筋按摩可使效果加倍。

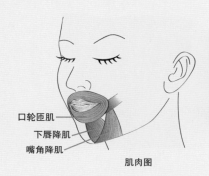

口轮匝肌
下唇降肌
嘴角降肌

肌肉图

萧老师变美小秘技

要拉提渐渐下垂的嘴角，需以双手勤做按摩，方法如下：

用两手手指或食指指关节，自人中分别向两侧嘴角做口周按摩，再以双手掌面由嘴角两侧拉提至耳部，反复5遍，每天进行3分钟，可以舒筋活络，从而发挥美容效果。

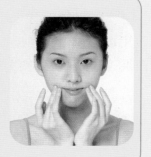

18 运用拨筋让气血"自动滋润"，消除嘴部细纹

嘴唇是脸部表情运用最多的地方，因此容易发生肌肉松弛。如果肌肉松弛、下垂得太严重，看起来真的很像是一只拳师犬。

此外，嘴唇干燥也是女性常见的烦恼，尤其是长时间待在空调房的上班族女性。虽然不断地喝水，不断涂抹唇膏，可是嘴唇还是时常干燥，唇部死皮、唇纹感觉越来越多，唇周也在松弛，整个唇部看起来暗淡无光。

很多年轻女孩都会抱怨，当嘴角细纹出现之后，即使再昂贵的化妆品和保养品也难以遮掩、改善。你是不是也有这种烦恼呢？

 动手消除嘴部细纹

其实，唇上的皮肤的厚度只有身体皮肤厚度的1/3，本身没有汗腺和皮脂腺，水分蒸发的速度比其他部位的皮肤快了6倍，对于干燥空气尤其敏感。

想要保持唇型丰润饱满、没有皱纹，简单的补水或擦护唇膏当然不够。这里就要教你运用拨筋按摩来促进血液循环，达到滋润的效果，让你从此不再为嘴角纹烦恼。

消除嘴部细纹的关键穴位：兑端穴、承浆穴、地仓穴、水沟穴。

水沟穴
兑端穴
地仓穴
承浆穴

嘴部细纹的形成原因

1. 由频繁夸张的嘴部表情所导致，比如经常忧伤撇嘴、抿嘴，或是噘嘴等。
2. 随着年纪的增加，嘴角处皮肤中的胶原纤维减少与断裂，真皮层老化变薄，表面皮肤就形成了皱纹。
3. 唇部滋润不足，过于干燥。

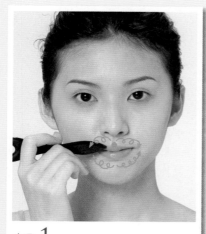

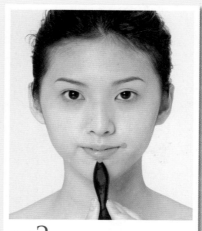

步骤1

步骤2

步骤1

沿着唇周做由内向外的圆拨。经过兑端穴时，加强开穴。

· 兑端穴：位于上唇中央的正正方，唇珠边缘处。

步骤2

地仓穴多拨压几次。唇边下的承浆穴，加强开穴。

· 地仓穴：在嘴角旁边。

· 承浆穴：在下唇中央的正下方，唇边缘处。

随时随地变漂亮

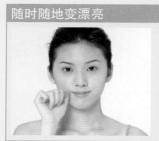

用拇指关节刺激兑端、地仓、承浆、水沟等穴位，再用下压法按压唇部，可以改善唇色与唇纹。

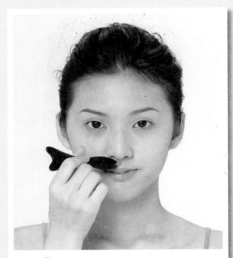

步骤3

找到位于人中沟的水沟穴，加
强开穴点拨。

· 水沟穴：在人中沟上1/3与中
  1/3的交点处。

步骤4

以指腹按摩唇部及周围肌肉，
再带至两颊、颈、肩，做排毒
顺气。

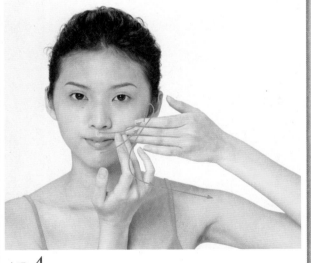

步骤 3

步骤 4

适当的保养可以延缓唇周纹的出现。要注重唇部皮肤的保湿和防晒，白天用有防晒功能的护唇膏，晚上用具保湿修护功能的营养护唇霜，也可将除皱眼霜擦在起唇周纹的地方。

另外，每天吃一定量的蛋白质食物，如鱼、鸡肉、鸡蛋等，多吃富含维生素A、维生素C、维生素E的食品与蔬果，对唇部肌肤也有好处。

最重要的是，遗传造成唇纹深或是因为缺水而唇纹深的女孩，一定要多喝水来赶走干燥，唇部保有了弹性，才能显得丰满柔嫩。

萧老师变美小秘技

常常练习唇周的紧实运动：不出声地念"啊、咿、呜、唉、喔"，重复10~15次，张大嘴巴念，可以提高唇部的弹性。

接着，再利用拇指指关节的力量来按压嘴角。嘴巴尽量放轻松，施力的力道不需要太重，用两手中指从嘴唇中心部位向两侧嘴角轻推，让嘴唇有被拉长的感觉，每次做6下。

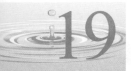

19 拥有诱人美唇，告别苍白或黯沉唇色，只要3分钟

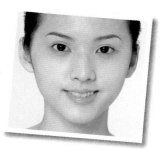

看到网络上自拍的十几岁年轻妹妹，嘟起丰润翘唇，是不是常让你有"青春无敌"的感叹？而你是否因久坐办公室、缺乏运动，使得唇色苍白无血色，看起来既没精神又像生病？或是因为常上妆而唇色变黑、唇周黯沉长斑，留下岁月痕迹？

除此之外，你的唇线是否不明显，常羡慕别人可以拿起口红直接涂，不需要画唇线？你是否因嘴唇太厚，曾被取笑是香肠嘴？或者因嘴唇太薄，被别人说看起来太刻薄？嘴唇唇型、色泽问题多多，如何才能让双唇保持水润丰满的魅力，使人想一亲芳泽？下面就告诉你！

拨筋 DIY 让你拥有丰润翘唇

想拥有丰腴亮丽的嘴唇，第一个要点就是"健康"。从体内根本病因着手，注意调节胃肠、心血管功能，同时进行唇周的拨筋美容，自然能还你水嫩青春的美唇。

拥有丰润翘唇的关键穴位：水沟穴、兑端穴。

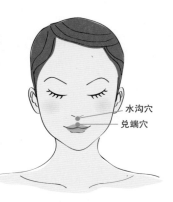

水沟穴
兑端穴

唇色唇形不好看的原因

1. 先天肤色较深。
2. 常常化浓厚的唇妆，造成色素沉淀。
3. 身体健康出现警讯，如消化系统不好、食欲不佳、便秘、腹泻、腹胀，会导致嘴唇呈现黑色。
4. 心血管疾病患者血液循环不良，唇色会泛白。
5. 年龄增长会引起皮肤弹力减退，唇周也就慢慢失去原有的漂亮线条了。

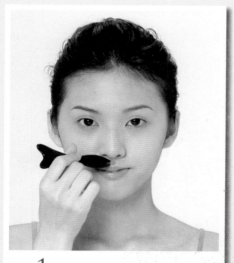

步骤 **1**

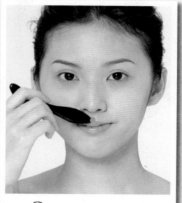

步骤 **2**

步骤 1

找到位于人中的水沟穴，以圆拨方式
拨筋按摩。

· 水沟穴：在人中沟上1/3与中1/3交
　点处。

步骤 2

加强揉压唇上的兑端穴，帮助调节
气血。

· 兑端穴：位于上唇中央的正上方，
　唇珠边缘处。

随时随地变漂亮

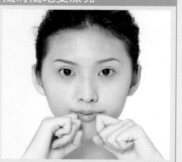

　简易丰润翘唇法：以指关节推
压的方式对唇部及周围的穴位进行
刺激按摩。每次3分钟。

PART 2

7分钟抚平脸部颈项细纹，打造弹力美肤

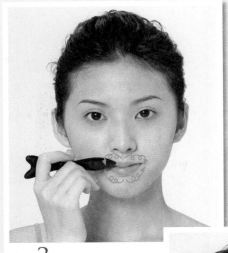

步骤 **3**

步骤3
沿着唇周，用圆拔手法，做
由内向外的拨筋按摩。

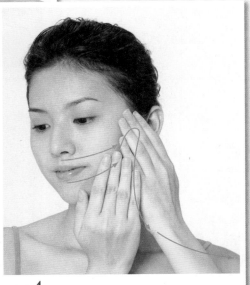

步骤 **4**

步骤4
以指关节按摩唇部及周
围肌肉，再带至两颊、
颈、肩，做排毒顺气。

嘴唇的颜色与五脏六腑中的脾胃相对应，不同的颜色，都代表着脾脏不同的功能状况：

唇色苍白→血虚、贫血，有的人还常见四肢发冷。

口唇青紫→预示心脏可能存在问题。

唇晦暗→消化功能不好，人的体力精力不足。

口唇红赤→俗称的体内火大，说明肝火太旺。

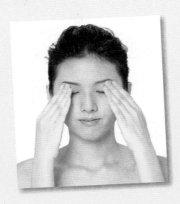

无论是否上妆，肌肤接触空气一整天，回家后都要彻底卸妆。因为唇部皮肤较为细致、容易过敏，最好使用眼唇专用的卸妆产品，卸妆后再用洗面奶清洗即可。

萧老师变美小秘技

睡眠质量不好、体质虚弱、气血循环不畅的人，就会出现唇色黯淡、苍白。

常用食指按压唇周的肌肤，以打圈的方式按摩，可促进唇部的血液循环，使唇色变得自然红润。

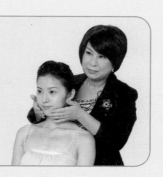

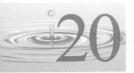

20 抚平颈部纹路，必须从经络和消化系统下手

大家都知道"看到颈部的纹路，就可以知道女人的年龄"，可惜很多年轻女孩非常注重脸部肌肤的保养，却忽略了颈部的肌肤平常也需要细心照顾。

天生脖子较短、脂肪层较肥厚的人，比较容易出现颈纹。此外，长时间姿势不良、低头使用电脑，或是睡觉时枕头太高，或免疫功能下降，都容易造成颈纹的形成。

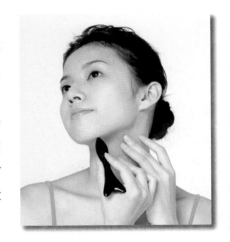

拨筋DIY 轻松抚平颈部纹路

颈部纹路消失了，照镜子时就觉得更美丽、更有自信，穿衣服不必刻意挑遮住脖子的款式，出门也不需要系上丝巾遮遮掩掩。

很多爱美的女性，可以轻松战胜脸部岁月痕迹，却对颈部纹路一点办法也没有。下面就让拨筋美容法帮你解决这个麻烦的问题吧。

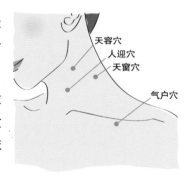

天容穴
人迎穴
天窗穴
气户穴

轻松抚平颈部纹路的关键穴位：人迎穴、气户穴、天容穴、天窗穴。

颈纹的形成原因

1. 经过颈部两侧的经络是胃经、大肠经和小肠经，它们都属于消化系统，当这些经络产生气阻和筋结，或血液循环不良时，颈纹就会增多、加深。
2. 颈部前正中央是任脉所经之处，这部分出现皱纹也可能表示身体的免疫功能下降，女性朋友则可能出现妇科方面的问题。

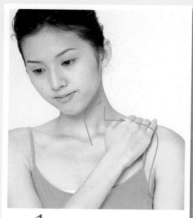

步骤 1

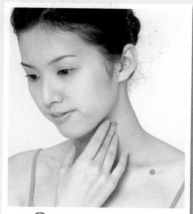

步骤 2

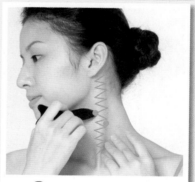

步骤 3

步骤1

以双手按摩左半边颈部。先从颈部正中央,由下往上做抚摸式按摩。到下颌骨二腹肌的地方,向左按摩。到了胸锁乳突肌的地方,开始向下按摩。最后经过肩部、锁骨,向腋下带出。

步骤2

用手加强按摩颈部的人迎穴和气户穴。

· 人迎穴:喉结旁开约3指宽处,在胸锁乳突肌前缘。

· 气户穴:在锁骨正中央下方的凹陷处。

· 颈部的穴位按摩要特别斟酌力道,适度就好,不要把自己弄得不舒服。

步骤3

以横拨方式,对颈侧的胸锁乳突肌进行拨筋。经过天容穴和天窗穴时,加强按摩。

· 天容穴:喉头旁边约2指处,在胸锁乳突肌前缘。

· 天窗穴:颈外侧平喉结处,在胸锁乳突肌后缘。

PART 2

7分钟抚平脸部颈项细纹,打造弹力美肤

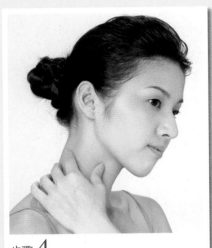

步骤4

步骤4

以相同的方式，对右半边颈部做按摩和拨筋。

　　颈部的肌肉少、皮肤薄，所以要加强用手按摩的动作。而使用美人鱼牛角时，则要注意位置正确，力道放轻，并要避开气管和颈动脉的部位，不要让自己有任何不舒服的感觉。

萧老师变美小秘技

　　想要保持美丽的颈部线条和平滑肌肤，慎选保养品也很重要。不要过分追求价位、品牌，因为保养品的成分才是关键！

　　建议你使用富含左旋维生素C和胶原蛋白的保湿产品，这类产品有消除颈纹的功效。下次购买保养品时，别再被缤纷的包装盒迷惑了，记得翻过来看看它的成分。

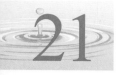

21 别让法令纹
泄露或误报你肌肤的年龄

很多人都知道，脸部最容易泄露肌肤年龄的皱纹，就是法令纹。法令纹也是脸部最难去除的皱纹之一。你可别以为上了年纪才会出现，许多年轻女孩因为表情过于丰富，又疏于抗衰老与防皱的保养，法令纹早早爬上脸，看起来就是比实际年龄多好几岁！

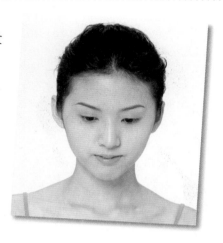

拨筋 DIY 让你轻松消除法令纹

要消除法令纹是有诀窍的！趁它刚刚出现，要赶快动手清除；皱纹已经比较深的，也可以勤加拨筋，很快就能看到它变淡变浅。

消除法令纹的关键穴位，就是纹路附近的迎香穴。这个穴位在经络学上属于大肠经，经常揉压它还有助于大肠经的气血运行。这个穴位对久坐办公室的女性朋友很实用。

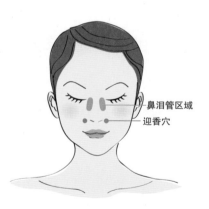

鼻泪管区域
迎香穴

法令纹形成的原因

随着年龄增长，肌肤中的胶原蛋白、水分含量会渐渐降低，皮下脂肪萎缩，造成皮肤的松弛和老化，形成皮肤表面上的凹陷，就会出现法令纹。除此之外，还有以下两点因素：

1. 脸颊部位的肌肉松弛，使鼻子侧边被压出纹路。
2. 胃肠功能弱、消化系统不好的人，脸上也容易出现法令纹。

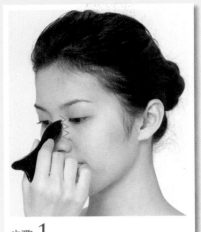

步骤 **1**

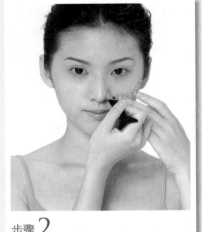

步骤 **2**

步骤1
左耳开穴后，先沿左脸鼻侧的
鼻泪管，由上往下做横拨。

步骤2
找到迎香穴，做定点圆拨；再
沿着迎香穴、颧髎穴至听宫穴
做圆拨。

- 迎香穴：在鼻翼外缘的中
  点，鼻唇沟正中。
- 颧髎穴：在脸颊上，颧骨
  最高点的正下方凹陷处。
- 听宫穴：在耳屏前中央，
  张开嘴时呈凹陷处。

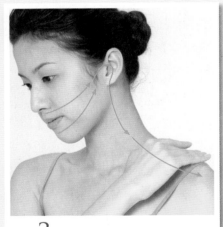

步骤 **3**

步骤3
以相同方式对右脸拨筋。最后以指
腹按摩两颊，再将气带往两耳、
颈、肩，做顺气排毒。

年轻女性脸上出现法令纹，多半跟胃肠有关。很多人年纪轻轻就有胃肠不舒服的毛病，胃酸过多、消化不良、宿便……虽然试过看医生和持续服药，但胃肠不舒服的问题总是不断复发，怎么都治不好，尤其在季节交替的时候，情况往往更严重。

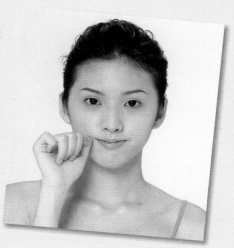

消化系统不好的原因很多，其中可能包括：

1. 本身消化吸收的功能较差。

2. 因为心情不好、食欲不佳或忙过头，三餐时间不正常。

3. 长期暴饮暴食、吃饭太急，或边吃东西边说话，导致胃肠的经络产生了堵塞。

心情或压力因素造成的不适，有时只要转换生活步调，消除胃肠的致病因素，消化系统的问题就会不药而愈。

饮食习惯造成的问题，除了要改掉吃东西的坏毛病之外，更要用拨筋法疏通气阻，之后常常重复操作，保养消化系统。

只要能做到这些，胃肠的老毛病有一半以上是可以根治的，而过早出现的法令纹，也将有机会消失无踪。

22 改善脸部气血循环, 就能除去恼人的皱纹

脸部可以说是一般人最注重的地方。年轻的时候,肌肤组织中的油脂、水分及各种营养成分都有自我调适的功能,能发挥最佳的代谢和活跃作用。然而年复一年,细胞开始迟钝、活力减退,肌肤不再光亮滑嫩,皱纹、小细纹渐渐浮现。

脸部皱纹越来越明显,会使得脸部更显苍老、疲惫,失去光泽。因此,如何消除脸部皱纹,是每个爱美的女孩不可不知的重要信息。

拨筋 DIY 轻松消除脸部皱纹

改善脸部气血循环,让肌肤获得充足的养分供应,细纹就能淡化,甚至消失不见。调理脸部气血要从胃经着手,而且不要忘记,拨筋的方向要与肌肉纹理垂直,才能有更好的效果。

消除脸部皱纹的关键穴位:睛明穴、迎香穴、地仓穴、大迎穴。

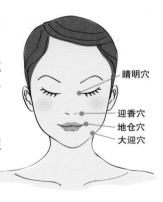

睛明穴
迎香穴
地仓穴
大迎穴

脸部皱纹的形成原因

1. 长期日晒或忽略肌肤保湿,导致肌肤太干燥。
2. 生活紧张、工作压力大,以及情绪不稳定时,皱纹容易生成。
3. 常待在空气污染严重的地方,尤其是吸烟、吸二手烟的人,会让皮肤的维生素C流失得更快。
4. 不当的保养方式或使用化妆品和保养品不当,会对肌肤造成伤害。
5. 饮食习惯不好或身体出现问题时,会首先反映在皮肤的健康状况上。

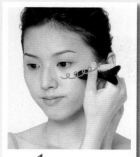

步骤 **1**

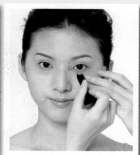

步骤 **2**

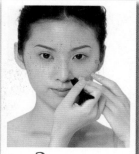

步骤 **3**

步骤1

左耳开穴后，先沿着颧骨下缘圆拨至耳前部位。

步骤2

找到睛明穴及承泣穴、耳门穴，做定点圆拨开穴。

· 睛明穴：位于眼内眦凹处。

· 承泣穴：位于瞳孔正下方，在眼眶骨上。

· 耳门穴：在耳朵前上缘的凹陷处。

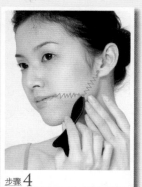

步骤 **4**

步骤3

找到迎香穴、颧髎穴和耳前的听宫穴，做定点圆拨开穴。

· 迎香穴：在鼻翼外缘的中点，鼻唇沟正中。

· 颧髎穴：在颧骨最高点的正下方凹陷处。

步骤4

找到嘴边的地仓穴，经颊车穴至耳前的听会穴，做横拨开穴。

· 地仓穴：在嘴角旁边。

· 颊车穴：下颌角前上方约1横指，牙齿咬紧时在咬肌隆起的最高处。

· 听会穴：在脸颊旁边，耳垂前缘凹陷处。

脸部的气血主要靠胃经供应，时常按摩胃经的重要穴位：承泣、四白、颊车、地仓、大迎，不但可以使气色红润，就连肠胃功能也会跟着改善。

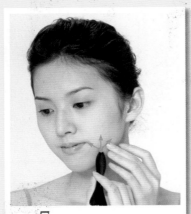

步骤5

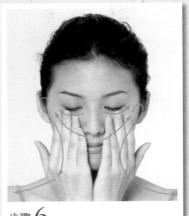

步骤6

步骤5

下颌骨上的大迎穴，是胃经气血上输头部的重要通道，以大迎穴为圆心，向周围做放射状划拨。

· 大迎穴：在下颌角前方，咬肌附着部前缘，动脉搏动处后方。

步骤6

以相同的手法，对右脸进行拨筋。最后以指腹做整个脸部的顺气，经过两耳从颈、肩带出。

当经络气血无法上达头面部，或脏腑功能代谢失调时，面部皮肤就会产生皱纹、老化、黯沉、干燥、长斑点或痘痘等问题，甚至还会产生偏头痛、颈部肿胀僵硬，以及严重的气结、气阻现象。

身体或皮肤不好，不是一天所造成的，改善方法除均衡营养、保证充足睡眠和适当的运动外，更要保持身心愉快，加强经络的保养，以及出门的防晒。这些都是需要时常注意的。

第三部分

7分钟唤醒"弹力基因",
让肌肤持续晶莹美白

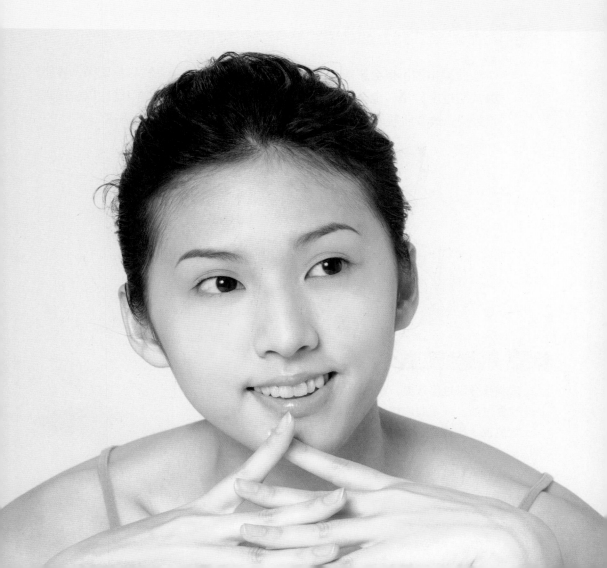

23 三个简单步骤，
让你的脸不再油到可煎蛋

　　我常常会遇到一些脸部容易泛油光的案例，这些女孩总是向我抱怨，明明才刚洗完脸没多久，马上又油到可以煎蛋。这种油性肤质的人，不是几张吸油面纸就可以解决的，化妆又容易脱妆，的确很苦恼。

　　此外，容易出油的T形部位，如额头、鼻子，以及下颚、口唇附近皮脂的分泌特别旺盛，毛孔也显得粗大，不但看起来油光满面，而且很容易长痘痘。到底要怎么做，才能摆脱油光满面呢?

拨筋 DIY　让你不再油光满面

　　脸部出油不仅会影响美观，破坏上班族女性最在意的彩妆效果，皮脂腺长期过度分泌，也会产生毛孔粗大、粉刺等后续的麻烦问题。以中医观点来说，改善肌肤要先从肺经云门穴、中府穴的调理着手。方法如下:

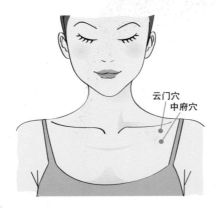

云门穴
中府穴

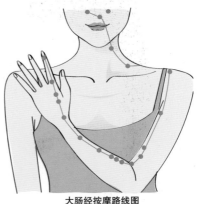

大肠经按摩路线图

容易脸泛油光的原因

1. 皮脂腺分泌过度旺盛，或遗传体质。
2. 饮食过油，或喜欢油炸食物。
3. 常熬夜、压力大也会引起皮脂腺分泌失衡。

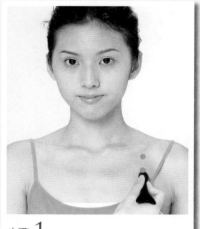

步骤 1

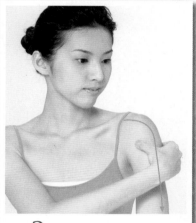

步骤 2

步骤 1

找到云门穴与中府穴，以拇指或美人鱼牛角多按压这两个穴位几次，有助于改善肤质。

· 云门穴：位于肩关节与锁骨交接处的下缘凹陷处。

· 中府穴：云门穴下方2指宽处，也就是两臂夹紧，大约与腋下对齐的地方。

步骤 2

接着用右手的拇指与食指，沿着左手臂外侧揉捏至手腕、食指，促进大肠经气血循环。

· 大肠经与肺经互为表里，按摩大肠经，有助于肺经的气血运行。

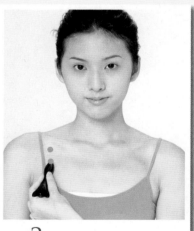

步骤 3

步骤 3

以相同方式，对右边的前胸和手臂，做拨筋和按摩。

身体皮毛的营养，有赖于肺气的供应，因此肺气旺盛的人，皮肤多润泽有光。

大肠经与肺经互为表里，如果大肠经气血运行通畅，体内废物就能顺利排除，脸部的皮肤自然就会光洁明亮了。

皮肤在母亲怀孕一周后就开始长出，所以，肤质与遗传有很大的关系，后天要改变肤质，其实是很困难的。

肌肤表层皮脂腺分泌的油脂与汗腺的水分会混合、乳化成为皮脂膜，而肤质的油、中、干，完全取决于皮脂膜以及角质细胞的保水量。

脸泛油光，容易使皮肤pH失衡，产生皮肤的病变，这与维生素A缺乏有关。除补充维生素A，调节皮脂腺的分泌之外，使用的保养品需加强深度清洁、收敛等功能，再配合拨筋美容法，就能达到舒筋活血、通畅气血，使皮肤紧致明亮的效果。

萧老师变美小秘技

皮肤护理是门大学问，面部肌肤更是最重要的门面。对于脸部保养，一定要多点耐心和细心，多管齐下：

1. 清洁：油性肌肤应特别注意清洁。每天用温水洗脸2~3次，不需过度清洁，否则会产生反效果。
2. 保养：洗完脸后，全脸使用收敛化妆水做护理。
3. 营养：补充各种维生素，主要增加对维生素A的摄取。另外，也要避免油炸和刺激性食物。

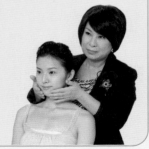

当然，还要配合拨筋帮助气血循环、改善代谢，皮肤的状况就会越来越好。

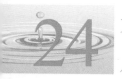

24 光是狂擦保养品，无法改善
皮肤粗糙和干燥脱皮

干性肌肤水分流失的速度比正常肌肤快，常见的问题有出现细纹、脱皮、干裂、容易敏感等，因此干性肌肤的人一定要做好皮肤的保湿工作，否则皱纹一旦形成，就很难消除了。

首先，不要使用洗后会令皮肤紧绷的洗面皂，应该选择滋润的卸妆乳、洁面乳，兼顾肌肤的清洁与润泽；其次，要加强肌肤营养的补充，选择高渗透力的营养霜，并用保湿锁水的面膜敷脸。最重要的是，清洁过后尽快使用保养品，防止肌肤干涩。

 皮肤不再粗糙或脱皮

如果脸部肌肤干燥粗糙，甚至脱皮，再精致的彩妆都遮盖不住。想要拥有美丽水润的"白煮蛋肌"，不仅要通过拨筋按摩加强肌肤气血循环，更要搭配保湿效果良好的山药乳霜，充分滋养肌肤，达到事半功倍的效果。方法如下：

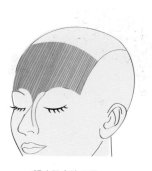

额头肌肉纹理图

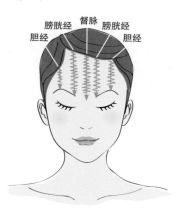

胆经　膀胱经　督脉　膀胱经　胆经

额头部位拨筋图

皮肤粗糙、干燥脱皮的原因

1. 皮脂腺分泌不足，导致皮肤干燥。
2. 水喝得太少、营养不均衡，皮肤吸收不到水分、养分，就会变干、变粗糙。
3. 晚睡、作息紊乱，让身体无法正常代谢毒素，皮肤因而产生变异。

PART 3

7分钟唤醒『弹力基因』，让肌肤持续晶莹美白

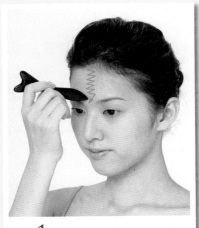

步骤 1

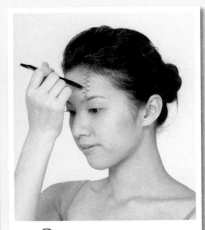

步骤 2

步骤 1
由发际督脉横拨至印堂7~9次。

· 拨筋时要注意，尽量以垂直肌
  肉的方向进行，效果最好。

步骤 2
由膀胱经横拨至眉毛边7~9次。

步骤 3
由胆经横拨至眉毛边7~9次。

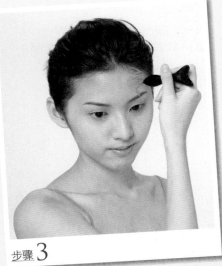

步骤 3

中医的面部三焦辨证提到，额部是上焦，主心肺功能。所以，要常按摩额头，以提高心肺功能。气血循环顺畅，肌肤自然美丽。

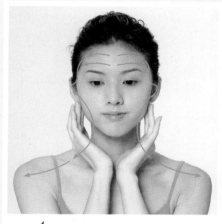

步骤4

步骤4
以双掌按摩额头，再带至两耳、颈、肩做顺气。

要特别注意的是，当脸部脱皮严重，甚至出现过敏、红肿等现象时，就不适合再做拨筋按摩刺激它了。建议先用含芦荟或琥珀成分的凝胶物质敷脸，每次15~20分钟，增加镇静功效。待过敏、红肿的情形缓和后，再进行保湿和其他护理工作。

萧老师变美小秘技

肌肤粗糙干燥，建议加强维生素A的摄入，胡萝卜、香菇、南瓜、菠菜、起司、奶油、鳗鱼和鱼肝油，都是不错的选择。

肌肤无光泽，建议增加维生素B_1的摄取，青椒、韭菜、酵母、蛋黄和牛奶都富含维生素B_1。

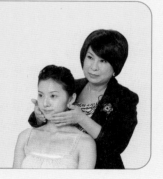

25 活化经络气血，让你的肌肤弹力十足

有些人认为，只要按时涂抹保养品，经常运动健身，偶尔做美容护理消除疲劳，就能保持神采飞扬。

然而，事实证明，维持青春、有光泽的脸蛋并非如此简单。随着年龄的增长，皮肤的新陈代谢率逐渐下降，再加上工作和生活上的压力，倘若又使用了不适当的保养品，不但无法达到滋润的效果，反而会使肌肤失去弹性，变得疲惫、老化。

若能养成按时给脸部肌肤做按摩、拨筋的好习惯，就能促进皮肤血液循环和新陈代谢，达到意想不到的活化效果。

拨筋 DIY　恢复肌肤的弹性和活力

皮肤在健康正常的状况下，会不断进行新陈代谢，淘汰老死堆积的细胞，让皮肤看起来光滑柔细。然而，随着老死角质细胞慢慢堆积，角质层细胞的天然保湿因子及皮脂分泌减少，会面临肌肤失去弹性的问题。

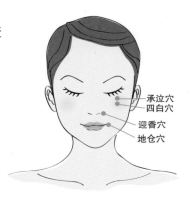

承泣穴
四白穴
迎香穴
地仓穴

现在就动手，找回有弹力且紧致的好肤质吧。

关键穴位：承泣穴、四白穴、迎香穴、地仓穴。

肌肤缺乏弹性的原因

1. 清洁不当、保养方法错误，使皮肤加速老化与角质增生。
2. 偏食造成营养不均衡，皮肤缺乏水分和胶原蛋白。
3. 情绪紧张、生活压力大，让身体细胞无法正常代谢和生长。
4. 常吃辛辣刺激性食品，甚至经常吸烟、饮酒。

要让脸色看起来红润，可以多加强鼻泪管与迎香穴的按摩，或按摩手臂上大肠经的位置（详见98页），会让肌肤看起来更有光彩。

操作步骤

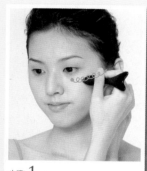

步骤 **1**

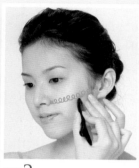

步骤 **2**

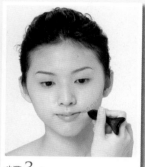

步骤 **3**

步骤1

先沿着颧骨下缘螺旋状圆拨至耳前部位，再找到承泣穴、四白穴，定点圆拨加强开穴。

· 承泣穴：位于瞳孔正下方，在眼眶骨上。
· 四白穴：在承泣穴正下方约1指宽处。

步骤2

在迎香穴上做定点圆拨开穴，然后从迎香穴螺旋状按摩至听宫穴。

· 迎香穴：在鼻翼外缘的中点，鼻唇沟正中。
· 听宫穴：在耳屏前中央，张开嘴时呈凹陷处。

步骤3

在地仓穴定点圆拨开穴，以螺旋状的画圆方式，加强拨筋至听会穴。

· 地仓穴：在嘴角旁边。
· 听会穴：脸颊旁边，耳垂前缘凹陷处。

PART 3

7分钟唤醒『弹力基因』，让肌肤持续晶莹美白

肌肤缺乏弹性，需增强脾胃功能。中医提到"脾主肌肉"，脾和胃又有表里关系，脾胃功能好，肌肤自然有弹性。

拨筋法是最简单有效的美容术，让你每天花不到7分钟，就能轻松拉提肌肤。

平常生活中，如果遇到假日或者失眠的夜晚，你不妨耐心地为自己做一次拨筋美容，以更深层、更全面的方式消除气阻和筋结，活化肌肤。

萧老师变美小秘技

增进皮肤弹力，可以从胃肠护理着手。

除了拨筋，平日还可以加强对脸部胃经各穴位，以及颧大肌、颧小肌的按摩（详见16页），提升脾胃功能。

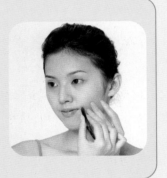

此外，营养均衡、不挑食，也是保护脾胃、滋养肌肤的好方法。

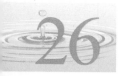

26 只有疏通脸部"下水道"，才能终结脸部水肿

水肿是女生的大敌，尤其是早晨脸部肿胀的情况最明显，最主要的原因是体内水分代谢不佳，但这也是身体不健康的一种警讯。

有些人会尝试喝薏仁水、绿茶之类，有些人则买回来昂贵的消肿凝胶，但是效果都不好。其实，想要改善脸部水肿是有方法的，而且不花钱，在家自己动手就可以！

 让你消除脸部水肿

要想让脸部肌肤紧致，首先要做的功课就是促进全脸气血循环的拨筋美容法，排除体内水分，自然就可以达到消除水肿的目的。

消除脸部水肿的关键穴位：承浆穴、大迎穴、颊车穴。

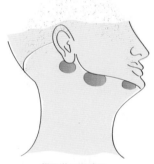

颌下淋巴区域图

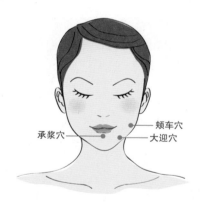

承浆穴 —— 颊车穴
大迎穴

脸部水肿的形成原因

1. 生活不规律，生活压力大。
2. 经常熬夜，睡眠不足，缺乏运动式的流汗，都会使淋巴系统运作减慢，体内囤积的水分和毒素无法被顺利排出，因而产生水肿。
3. 晚上喝太多水，水分在夜间睡眠时堆积在身体里，造成水肿。
4. 常吃冰冷食物、喝冷饮也易造成水肿。

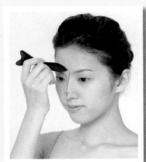

步骤1

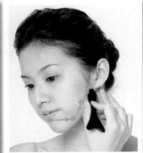

步骤2

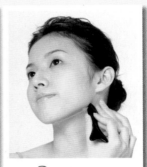

步骤3

步骤1

左耳开穴后，从印堂开始，向下在鼻梁上顺向做划拨。

步骤2

先点拨承浆穴，然后从承浆穴经大迎、颊车两穴，划拨至听会穴。

- 承浆穴：在下唇中央的正下方，唇边缘处。
- 大迎穴：在下颌角前方，咬肌附着部前缘，动脉搏动处后方。
- 颊车穴：下颌角前上方1横指，牙齿咬紧时在咬肌隆起的最高处。
- 听会穴：在脸颊旁边，耳垂前缘处。

步骤3

在下颌骨内侧的淋巴区域多做几次来回划拨。

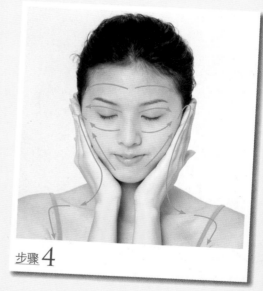

步骤4

步骤4

以同样方式，给右脸拨筋。最后给整个脸部做顺气，经过两耳、颈、肩，从腋下带出。

曾经有学生问我，预防水肿是不是要尽量少喝水？当然不是。千万不要以为少喝水就能防止水肿，水分不足反而会令肾脏发出讯息，努力吸收体内现存的水分，使身体细胞膨胀肿大。

　　所以，每天至少喝2000毫升的水，才能让身体循环正常，将体内毒素带走。再搭配适度的运动与流汗，吃清淡的食物，这样才是去除水肿的最佳方法。此外，要避免临睡前喝过多的水。

　　不要担心，你只需要坚持健康的饮食、保证足够的饮水，最重要的是搭配每天或每隔两天的拨筋瘦脸，脸部水肿的问题就可以大获改善。

萧老师变美小秘技

　　经常按摩淋巴系统，可以有效促进淋巴循环，帮助身体排出水分。而且，因为常做按压、揉捏，脸部赘肉也会跟着缩小，起到瘦脸作用，真是一举两得。

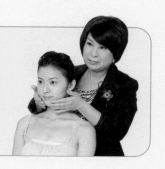

如果我们把毛孔比喻成水管，因为水管本身有粗有细，当出水量过大，水管会因为大量出水而变粗大。同样的道理，肌肤长期出油太过频繁，就会形成粗大难看的毛孔了。

有人为了改善毛孔问题，花大笔费用去做换肤术、脉冲光、柔肤激光等等，但是效果不如预期。其实，就我经手的案例来说，很多女性朋友通过脸部拨筋美容法，都能让皮肤恢复弹性，达到收敛毛孔的效果。

拨筋 DIY　拥有零毛孔感的水煮蛋肌

毛孔变小，皮肤看起来会更精致、更有弹性。中医理论里有"三焦辨证"的概念，根据这一理论，按摩印堂和鼻梁上段的部位，可以强化心肺功能，达到促进气血循环、紧致活肤的效果。

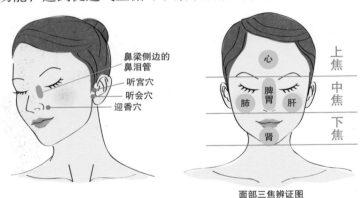

鼻梁侧边的
鼻泪管
听宫穴
听会穴
迎香穴

心
脾胃
肺　肝
肾

上焦
中焦
下焦

面部三焦辨证图

肌肤毛孔粗大的形成原因

1. 皮脂腺分泌的油脂过多，或者太少，造成水分不足，毛孔就会变得粗大。
2. 不适当的清洁和保养方式导致毛孔堵塞，毛孔就会越来越粗大。
3. 喜欢吃油炸和油脂过多的食物。
4. 跟先天遗传也有很大关系，但可以靠后天改善。
5. 有宿便的人、睡眠不好的人，皮肤就容易变粗，毛孔也会变得粗大。

以鼻子对应全身脏腑的关系图来说，时常按摩印堂到鼻尖的区域，就能促进心、肝、肺的功能，也可促进皮肤的活化和紧致。

肾 肝 肾
（脾 肺 脾）

操作步骤

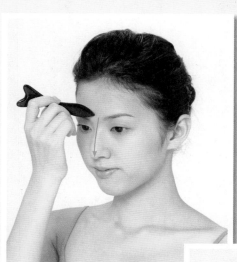

步骤1

步骤1

先从印堂最上方向下做划拨，血压较高的人，要由下往上做递向划拨。

· 要加强对鼻梁上段也就是印堂附近的划拨。

步骤2

加强鼻梁侧边的拨筋，然后以横拨方式往颧骨方向拨至听宫穴。

· 听宫穴：在耳屏前中央，张开嘴时呈凹陷处。

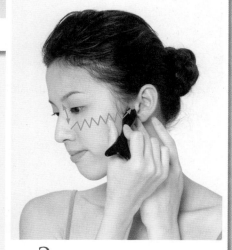

步骤2

111

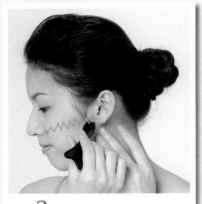

步骤 3

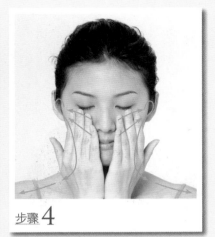

步骤 4

步骤3
在迎香穴做定点圆拨，再横拨至
耳朵前方的听会穴。

· 迎香穴：在鼻翼外缘的中点，鼻
  唇沟正中。

· 听会穴：在脸颊旁边，耳垂
  前缘凹陷处。

步骤4
用双掌给脸颊做顺气，再带至两
耳、颈、肩，从腋下排出。

　　心有主导血脉循环的功能，通过拨筋增加这个部分的运作能力，
让气血顺畅不迟缓，肌肤得到更好的养分供应，自然能让你拥有白里透
红、晶莹细致的好肤质了。

萧老师变美小秘技

　　毛孔粗大、皮肤干燥的人，要增加身体的气血循环，让皮肤
的新陈代谢变好，肤质自然就会改善。

　　要增强气血循环，除了拨筋外，还要
补气。最有效的补气方式就是运动，其中
又以游泳、快走和气功补气效果最强。你
还可以在家练习腹式呼吸法，对身体也很
有帮助。

　　每个星期依个人能力，固定挑选1~3
次运动的时间，每次至少30分钟，改善
肤质变年轻绝对不是问题。

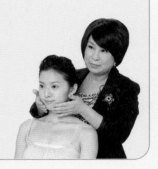

28 每天帮肌肤加速代谢和排毒，就能唤醒"美白基因"

一白遮三丑，白皙的肤色是东方女性普遍认为的最基本的美。但艳阳毒辣，就算少出门不晒太阳，紫外线还是无所不在，想要彻底解决肌肤黯沉、持续美白，除了防晒之外，平时在家的保养很重要。

拨筋美容法不只可以维持肌肤水感，恢复光泽和弹性，而且只要持续按摩，绝对让你"断黑"、"返白"，拥有晶莹白皙的年轻肌肤。

拨筋DIY 让你拥有全脸美白肌

肌肤更白、更透亮，每天只要简单上妆就可以出门，不必再用一大堆化妆品，不只省时间，还省钱，连心情都变好。以下所介绍的额头拨筋法，可以帮助脸部肌肤加速代谢和排毒，能有效美白。

拥有全脸美白肌的关键穴位：迎香穴、地仓穴、听宫穴、听会穴。

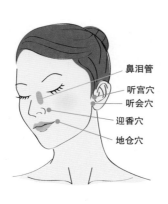

鼻泪管
听宫穴
听会穴
迎香穴
地仓穴

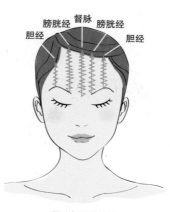

膀胱经　督脉　膀胱经
胆经　　　　　　　胆经

额头部位拨筋图

肌肤黯沉形成的原因

1. 长期受宿便问题困扰的人，皮肤容易黯沉。
2. 曾在不知不觉中使用过含汞的化妆品，会让皮肤变黑，这需要长时间正确的保养才能再白回来。
3. 平常偷懒或太随性，不做防晒，什么保养品都不擦，皮肤自然干燥、老化得快，肤色看起来就会特别黯沉。

PART 3

7分钟唤醒『弹力基因』，让肌肤持续晶莹美白

113

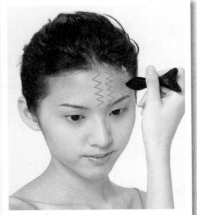

步骤 1

步骤1

(1)由额头督脉横拨至发际。

(2)由额头膀胱经横拨至发际。

(3)由额头胆经横拨至发际。

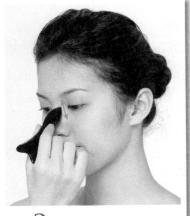

步骤 2

步骤2

在鼻子侧边鼻泪管所在的地方，以上下划拨的方式拨筋。

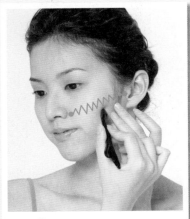

步骤 3

步骤3

以横拨方式，从迎香穴至听宫穴做按摩。

· 迎香穴：在鼻翼外缘的中点，鼻唇沟正中。

· 听宫穴：在耳屏前中央，张开嘴时呈凹陷处。

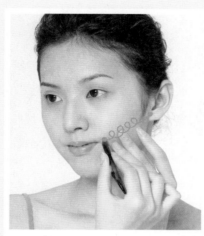

步骤 4

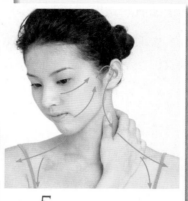

步骤 5

步骤4
从地仓穴圆拔至听会穴，先画小圈，再画大圈。

·听会穴：在脸颊旁边，耳垂前缘凹陷处。

步骤5
用双掌给脸颊做顺气，再带至两耳、颈、肩，从腋下排出。

　　要让肌肤不再粗糙黯沉，美白保湿的工作可不能少。这里提供给你一套简单有效的保养流程，并推荐一些特别值得一试的保养品。

　　首先，深度清洁之后，选用高效保湿和具有收敛功能的化妆水，对粗糙黯沉的肌肤特别有帮助。精华液最好含有左旋维生素C，可以加强美白效果。

每次擦保养品时，别忘了给自己按摩几分钟，顺便用指腹、指关节，帮助肌肤做由下往上的拉提，这种时候做按摩，吸收效果最好。

有空时，再用美白或保湿面膜敷脸，效果更棒。因为敷脸是加强皮肤吸收护肤品中营养成分的好方法，更有美白保湿的双重效果。

萧老师变美小秘技

保养品要依液状、乳状、霜状的先后顺序擦，不管你用哪几种，最后都可以使用凝胶。皮肤需要的滋养包含水分和油分，凝胶可以帮助锁水，还可以让油性保养品在脸上变得清爽、好吸收。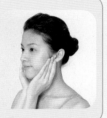

拨筋理肌
让你不再脸色苍白

很多上班族女性长时间待在空调房，加上睡眠不足、缺乏运动，生活作息和饮食习惯不佳，甚至是贫血、血液循环不好等原因，导致肌肤看起来过于苍白无血色，一脸倦态。

虽然说彩妆可以稍加弥补，但终究是治标不治本。唯有从脸部经络穴位下手，通过简易、无负担的拨筋处理，才能由里到外，恢复小女生般的红润光泽！

拨筋 DIY　让你轻松恢复红润好气色

不少年轻女性都有这样的困扰：脸色苍白、蜡黄，甚至微微泛青，怎么看都觉得虚弱没精神，有时照个镜子心情就不知不觉变差了。

皮肤没有血色，跟肺气虚弱、气血循环不好有关，拨筋美容法可以有效改善这个问题。

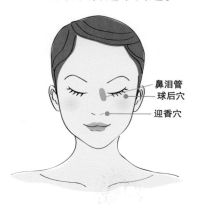

鼻泪管
球后穴
迎香穴

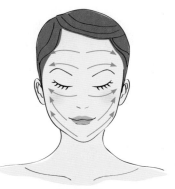

牛角梳脸图

肌肤苍白无血色的原因

1. 三餐不正常，尤其是不吃早餐的人，最容易脸色苍白。
2. 常常太忙太累，又忘记补充热量、维持营养均衡的人，或者是为了减肥不惜一切代价节食的人，长期下来就会变得气血虚弱。
3. 先天性或后天性的心肺功能不好，影响气血循环的功能，导致面色苍白无血色。

PART 3

7分钟唤醒『弹力基因』，让肌肤持续晶莹美白

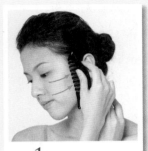

步骤 1

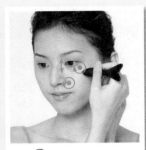

步骤 2

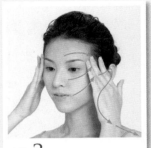

步骤 3

步骤1
全脸用牛角梳理，由内向外梳理，以两短一长方式，梳理5~9次。

步骤2
在鼻翼侧边的鼻泪管上下划拨，然后在迎香穴、球后穴附近大圈圆拨。

· 迎香穴：在鼻翼外缘的中点，鼻唇沟正中。

· 球后穴：在眼尾和承泣穴的中间，眼眶下缘接近颧骨处。

步骤3
用双掌和指腹做全脸的顺气，再经过两耳和颈部，最后从肩膀带出。

　　用拨筋法改善气血循环，强烈推荐你要全脸一起做。如果因为时间或体力关系，没办法天天达成这个目标，至少让自己每个星期做一次全脸拨筋，加速气血的改善。

萧老师变美小秘技

　　以中医"脸部器官反射区"的概念来看，印堂和鼻翼的部分，就是心肺的反射区。有空时应多用手按压、揉捏这一带，最好再加上迎香、球后两个穴位，可以让你更快恢复好气色。

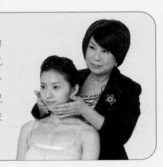

有些女孩皮肤白里透红，远看就像一张"苹果脸"，近看却一片红肿，很不自然。实际上，这是脸部微血管扩张所造成的。

不少人有微血管扩张的问题。微血管扩张好发于脸部及下肢，在外观上常见肌肤泛红，甚至可见到一丝丝的细小血管，发生在脸部时会看起来脸花花的，不太雅观。

肌肤出现微血管扩张的原因，除了体质的影响外，紫外线也是原因之一。长期的紫外线曝晒会破坏真皮层基质，使得真皮层的支持组织不足，血管也会变得较为明显。

此外，当皮肤受到外界刺激，如温度、气候变化等，最先作出反应的即是微血管，因此皮肤血管越脆弱的，越会呈现明显的反应。

 轻松消除肌肤微血管扩张

改善微血管扩张，让脸上看起来像红色斑点的痕迹消失无踪，肤色变均匀了，不用上妆都好看。

消除肌肤微血管扩张，改善肤质的关键穴位：巨髎穴、颧髎穴、承浆穴、颊车穴。

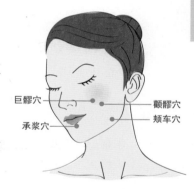

巨髎穴　颧髎穴　承浆穴　颊车穴

肌肤微血管扩张的原因

1. 敏感性肤质，或皮肤状况不稳。这类人皮肤抵抗力特别差，怕风、怕干燥，周围环境一有变化，皮肤立刻变得红肿或是表层充血。
2. 天生皮肤组织比较薄、细，甚至有点透明，以至于连表层的微血管都看得到，看起来微血管特别明显。
3. 跟药物或饮食有关，长期使用不适合的药物或饮食不当，导致皮肤生成能力受影响，容易微血管扩张。

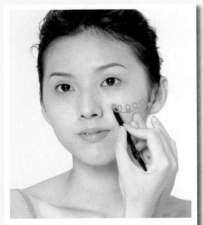

步骤 1

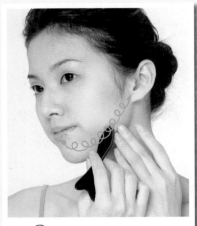

步骤2

步骤1
左耳开穴后，先沿着颧骨下缘，开巨髎穴、颧髎穴，再圆拨至耳边部位。

· 巨髎穴：在面部，瞳孔直下，平鼻翼下缘处。

· 颧髎穴：在脸颊上，颧骨最高点的正下方凹陷处。

步骤2
在下巴的承浆穴、颊车穴做定点圆拨开穴后，再圆拨至耳边部位。

· 承浆穴：位于下唇中央的正下方，唇边缘处。

· 颊车穴：下颌角前上方约1横指，牙齿咬紧时在咬肌隆起的最高处。

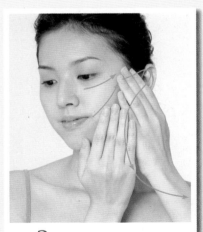

步骤3

步骤3
以相同方式，给右脸做拨筋。最后以指腹按摩两颊，再将气带往两耳、颈、肩，做顺气排毒。

皮肤容易微血管扩张的人要特别注意，只能适度做一些浅层的拨筋，不能过度摩擦。

拨筋之外，最重要的是改变体质。你可以先找中医师咨询，如果皮肤问题是因为体质的关系，建议你以饮食和药物循序渐进地改善身体状况；如果是因为药物，则建议你停药，或寻找副作用更小的药品替代。

再次提醒你，肤质脆弱的人脸部拨筋只能适度进行。不过你可以加强发鬓四穴的拨筋，对气血循环和代谢、排毒会特别有帮助。

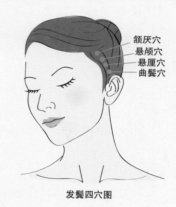

- 发鬓四穴：这四个穴位属于胆经，常常按摩，可以加强新陈代谢。
 耳朵上方、发际线旁2指宽处的发内，由上而下依次是颔厌穴、悬颅穴、悬厘穴和曲鬓穴，合称为"发鬓四穴"。

颔厌穴
悬颅穴
悬厘穴
曲鬓穴

发鬓四穴图

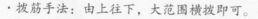

- 拨筋手法：由上往下，大范围横拨即可。

萧老师变美小秘技

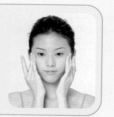

　　肤质敏感的人在保养皮肤时，最好使用山药乳霜或保湿成分多一些的产品。如果同时有肌肤干燥的现象，涂抹时应增加保养品的分量，再配合充分按摩，帮助肌肤吸收。

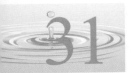
消除脖子浮肿，让你穿衣服更有品味和魅力

细瘦又曲线完美的颈项，看起来女人味十足。浮肿又粗大的脖子，看起来不但不雅观，还会让你的年纪凭空增长几岁。

想要成为吸引众人目光的完美女孩，不但要注意保养脸部，颈部保养更是重要。美丽的脸庞若有柔和完美的颈部曲线衬托，将更加无懈可击！

拨筋 DIY — 让你击退颈部浮肿

想让颈部线条更修长、更优雅，穿衣服时不必再跟第一颗扣子过不去，利用拨筋美容法就能实现这个愿望。

消除脖子浮肿的关键穴位及关键部位：天容穴、天窗穴、胸锁乳突肌。

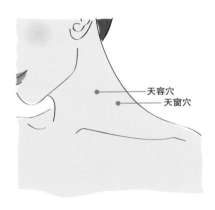

天容穴
天窗穴

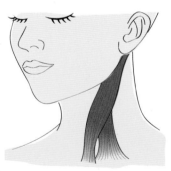

胸锁乳突肌

脖子浮肿形成的原因

导致颈部浮肿的主要原因不是年龄或胖瘦，而是健康。

浮肿最常出现在颈部两侧，这跟耳朵后面的三焦经气血不顺畅有关，也代表着身体的循环系统、免疫系统与代谢功能有所减弱。

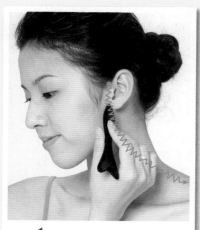

步骤 1

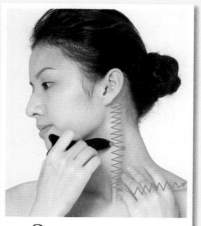

步骤 2

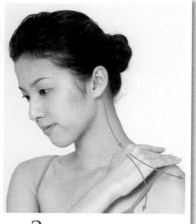

步骤 3

步骤1

左耳开穴后，从耳门穴经天容、天窗穴，直到肩部，以横拨方式做拨筋。

· 耳门穴：在耳朵前上缘的凹陷处。

· 天容穴：喉头旁边约2指宽处，在胸锁乳突肌前缘。

· 天窗穴：颈外侧平喉结处，在胸锁乳突肌后缘。

步骤2

在锁骨附近和胸锁乳突肌的地方，重复拨筋数次。

· 颈部拨筋按摩，要注意力道不宜过大，否则会造成身体不舒服。

步骤3

拨筋之后，以手按摩颈部，然后再往下按摩肩部，最后从腋下带出。

PART 3

7分钟唤醒『弹力基因』，让肌肤持续晶莹美白

123

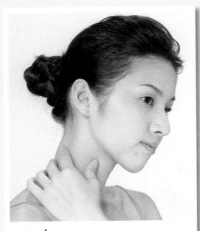

步骤 4

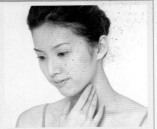

用牛角梳梳理天容穴、天窗穴，或用两手揉捏颈侧胸锁乳突肌的地方，效果很好。

步骤 4

以相同方式，给右边的颈、肩做拨筋按摩。

　　学会颈部的拨筋法，再配合饮食、运动和正常作息，让身体的新陈代谢恢复正常，浮肿自然就会消除。

　　不管是身体的哪一个部位，只要有容易浮肿的体质，记得冰的、凉性的食物就要少吃，免得增加体内水分的堆积。

萧老师变美小秘技

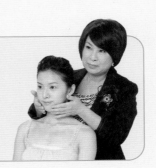

　　水果中的瓜类多半偏凉，蔬菜类中的大白菜、白萝卜也偏凉，容易浮肿的人就不宜多吃。带有黏性的瓜类如南瓜、木瓜，容易给身体带来湿气，也应避免过量摄取。

第四部分

7分钟让你留住青春，不留斑点和痘疤

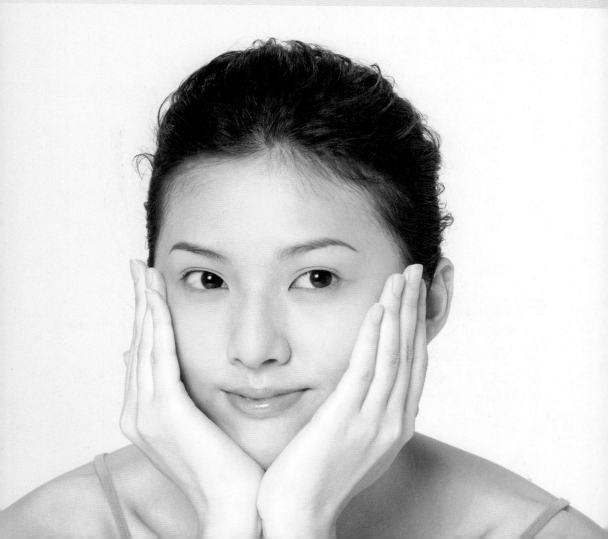

32 就算年纪大，也不能有老年斑

一般人提到老年斑，总以为是老人家的困扰。其实，这是任何年龄都可能会发生的皮肤表皮增生，称为脂溢性角化症，除与缺乏维生素A有关外，也可以说是日晒所产生的皮肤老化现象，在年轻女孩中也不少见，有些人甚至二十几岁就出现老年斑。

老年斑的主要成因是阳光中的紫外线。当皮肤日积月累地接触紫外线，造成表皮细胞的角质化，黑色素也慢慢形成斑点，皮肤上会逐渐出现一些较大面积、扁平的褐色或黑色斑块，有些还会突起，对外观影响很大。

拨筋 DIY 轻松改善老年斑

老年斑最常出现在额头和颧骨两侧，与肝、胆代谢功能失衡或退化有关。

在中医的面部反射图里，鼻中与印堂为肝的反射区。要调理脸部的老年斑，必须加强这个区域的拨筋。

改善老化肌肤的关键穴位：四白穴、球后穴、鱼尾穴、瞳子髎穴。

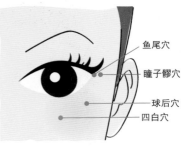

- 鱼尾穴
- 瞳子髎穴
- 球后穴
- 四白穴

老年斑形成的原因

1. 经常晒太阳：老年斑又叫脂溢性角化症，大多出现在额头、脸颊和手上等容易暴露在阳光下的部位，其中又以脸部的斑块最明显。
2. 过度劳累：皮肤是内脏的镜子，会发生老年斑，提示身体已经开始退化、老化，这是身体对健康发出的警讯，提醒你要放慢生活的脚步，不能再逞强了。
3. 老年斑的生成，也与身体缺乏维生素A有关。

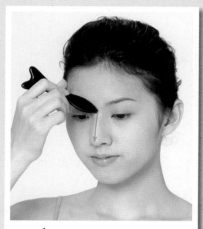

步骤 1

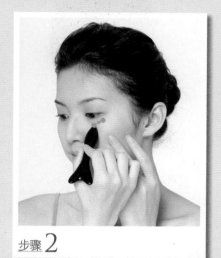

步骤 2

步骤 1

先沿印堂顺着鼻梁往鼻尖直拨。

步骤 2

从眼头下方开始，顺着四白穴划拨至球后穴。

- 四白穴：在脸颊上，眼眶骨中点正下方约1指宽处。
- 球后穴：在眼尾和四白穴之间，眼眶下缘接近颧骨处。

步骤 3

眼角的鱼尾穴，往外做螺旋状圆拨，附近的瞳子髎穴，则做定点圆拨开穴。

- 鱼尾穴：位于眼尾，眼角凹陷处。
- 瞳子髎穴：靠近眼尾，在眼角外1指宽处。

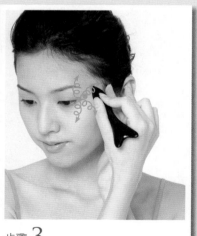

步骤 3

PART 4

7分钟让你留住青春，不留斑点和痘疤

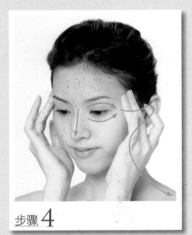

步骤4
以指腹对鼻梁、双眼做顺气按摩，再经过两耳、颈部，从肩膀带出。

不管是老年斑已经出现，或是刚开始有些形成的迹象，只要定期做拨筋美容，就可以加强新陈代谢，达到活血化瘀、延缓老化的功效。因为所有斑点、皱纹都与经络气滞血瘀有关。

萧老师变美小秘技

无论哪一种斑，都跟体内黑色素的分泌和沉淀有关，所以要抗斑，一定要做好防晒：
1. 正确使用防晒化妆品。
2. 尽量避开日晒强烈的时间，尤其是10:00~14:00，不要外出。
3. 从事户外活动，可以穿着长袖衬衫和长裤，戴上宽边圆帽，或是撑把阳伞，千万别偷懒。
4. 如果身上的斑点出现不规则扩散、局部变厚或颜色变化，又或者开始发痒、疼痛时，一定要及早就诊，以免发生病变。

33 找对关键穴位，黑斑自然就变淡

　　黑斑是很多人挥之不去的梦魇，据统计每十名女性就有近六人有黑斑的困扰，难怪祛斑产品的销售总是很火爆。只不过在选择这些产品的时候要小心，很多人使用后初期斑点明显淡了，但皮肤也变红、变肿，这有可能受到了重金属伤害，导致皮肤无法正常将黑色素排出。

　　市面上淡斑商品琳琅满目，其实你可以不被牵着鼻子走，只要学会拨筋淡化斑点的方法，皮肤自然就会变白，而且愈来愈透亮。

拨筋 DIY　让你轻松淡化黑斑

　　想要预防黑斑，或是改善现在已经出现的斑点，一定要加强脸部肌肤的气血循环，促进肌肤的新陈代谢。方法如下：

　　淡化黑斑的关键穴位：四白穴、球后穴、鱼尾穴、瞳子髎穴。

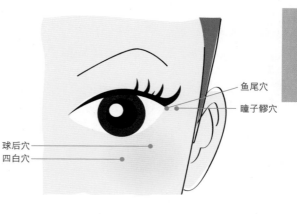

鱼尾穴
瞳子髎穴
球后穴
四白穴

黑斑形成的原因

1. 身体的新陈代谢速度下降，导致黑色素大量沉淀。
2. 黑斑是由色素母细胞发展出来的，属于神经性皮肤问题，所以跟个人的皮肤敏感度，以及营养、睡眠状况和情绪问题都有关。
3. 跟遗传也有关系，遗传会影响黑斑的严重程度和发生年龄。
4. 惯性服用含激素的药物（如避孕药），也会增加黑斑的形成。

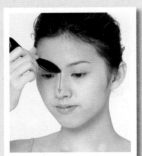

步骤 1

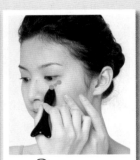

步骤 2

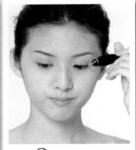

步骤 3

步骤1

先沿印堂顺着鼻梁往鼻尖划拨。

步骤2

从眼头下方顺四白穴划拨至球后穴。

- 四白穴：在脸颊上，眼眶骨中点正下方约1指宽处。
- 球后穴：在眼尾和四白穴之间，眼眶下缘接近颧骨处。

步骤3

找到眼角的鱼尾穴，向外做大螺旋状的圆拨，增强气血循环。

- 鱼尾穴：位于眼尾，在眼角凹陷处。

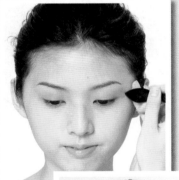

步骤 4

步骤4

在瞳子髎穴做定点圆拨开穴。

- 瞳子髎穴：眼尾处，位于眼角外1指宽处。

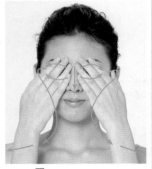

步骤 5

步骤5

以指腹对鼻梁、双眼做顺气按摩，再经过两耳、颈部，从肩部带出。

黑斑的特征是属于神经性的，这代表它具有某些特性：

1.它是对称性的。当它出现在脸上时，一定会左右同时出现，这跟我们身体系统的对称性有关。

2.它是身体状况的反映。情绪不稳、睡眠不佳导致身体机能下降，或者肌肤特别敏感，都容易引发黑斑的生成。

要改善黑斑问题，一定要从生活作息、营养和减压等方面多管齐下。拨筋美容法不仅帮你活化肌肤，也能达到缓解压力、帮助睡眠的效果，善用它，你的美肌梦想必能早日实现。

萧老师变美小秘技

黑斑只能淡化，不能根治，但是提早发现，就可以提早控制，改善效果当然也就更好。这里再提供日常生活的几个抗斑小偏方：

1. 注意营养均衡，加强对维生素C、维生素E的摄取。
2. 选用保养品时，要特别注意其保湿、美白的功能。敏感肌肤可以搭配涂抹稀释后的凝胶，吸收效果更好。
3. 平常定期敷脸和拨筋，斑点的改善效果就会更明显。

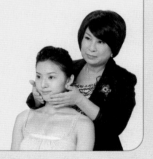

34 淡化晒斑，
在家就可以自己做

很多人问我，没有晒太阳，为什么需要防晒？其实，紫外线无所不在，即使小心翼翼不在阳光下活动，但当你等车、逛街、过马路、坐在窗边，或在日光灯下活动，在这短暂的时间里，已经受到阳光或紫外线的"眷顾"了。

晒斑可以消除吗？其实，晒斑虽然没办法百分百去除，但也不是太难缠，因为晒斑本身是肌肤老化的结果，多半会合并有血管扩张和色素不均等肌肤问题，所以加强肌肤基础保养，脸部拨筋做得足，就能恢复肌肤光泽。

拨筋 DIY 让你轻松淡化晒斑

肤色不同，晒斑发生的年龄层也有差异，肤色白的人在20~30岁就会出现，肤色深的人则在30~40岁才会出现。

很麻烦的是晒斑最容易出现在颧部和鼻子，而这两个地方又是脸部较高、较突出的部位，一旦出现，对上妆影响相当大。

现在就以颧骨处和鼻子的晒斑为例，进行拨筋操作的说明。

淡化晒斑的关键穴位：四白穴、巨髎穴、颧髎穴。

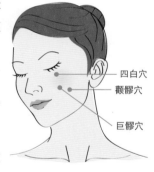

四白穴
颧髎穴

巨髎穴

晒斑的形成原因

肌肤被曝晒后，皮肤表皮基底层的色素母细胞，会分泌更多的黑色素，这些黑色素如果不能顺利代谢，就会导致斑点的形成。

1. 长期从事户外工作或运动，会接触到大量阳光和紫外线的人特别容易出现晒斑。
2. 皮肤干燥缺乏水分，也会加速皮肤老化、加快黑色素沉淀。
3. 体内的黑色素分泌较一般人旺盛的人，就更容易产生晒斑。

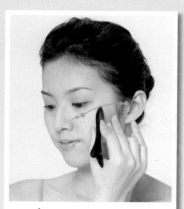

步骤 1

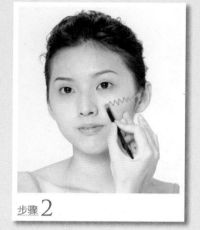

步骤 2

步骤1

从鼻梁边划拨至四白穴，再划拨至耳前
部位的耳门穴。

- ·四白穴：在脸颊上，眼眶骨中点正下
  方约1指宽处。
- ·耳门穴：在耳朵前上缘的凹陷处。

步骤2

先在巨髎穴上定点圆拨，然后从巨髎穴
横拨到听宫穴。

- ·巨髎穴：在面部，瞳孔直下，平鼻翼
  下缘处。

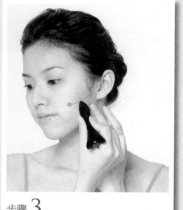

步骤 3

- ·听宫穴：在耳屏前中央，张开嘴时呈凹陷处。

步骤3

从颧髎穴划拨至听宫穴，使气血畅通，活化肌肤。

- ·颧髎穴：颧骨最高点的正下方凹陷处。

PART 4

7分钟让你留住青春，不留斑点和痘疤

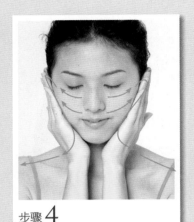

步骤4

步骤4
以双掌或指腹给脸颊顺气，
再带至两耳、颈部，从肩膀
排出。

对于日晒后的肌肤，一定
要马上加强修护保养，才能让
肌肤恢复光采。

凝胶状含芦荟或琥珀成分
的护肤品，可以有效镇定、安
抚受伤的肌肤。低油脂、高保
湿配方的护肤品，也可以达到
加强滋润的功效。

如果肌肤已经明显变红、
变黑或发烫，务必要暂停去角
质的清洁步骤，以免肌肤受到
二度伤害。

萧老师变美小技

如何预防与改善晒斑？

1. 防晒指数是关键：选择防晒品时要注意防晒指数
（SPF值），一般日常生活中SPF15已足够，在户外活动或
曝晒时间较长时，最好选择SPF30以上的防晒品。

2. 如果晒斑已经出现，必须加强保湿、美白，并使用
滋养成分高的护肤品，帮助恢复肌肤活力。

3. 定期做拨筋美容，加强皮肤
的代谢，达到行气血、活络经穴，
以及滋润肌肤、淡化斑点的效果。

4. 保持心情愉快，多摄取维生
素C、蛋白质及铁质，或者定期按
摩、敷脸等，都能有效修护肌肤，
恢复肌肤健康光泽。

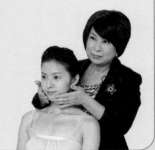

35 恼人的夏日汗斑，其实不用烦恼

流汗也会长斑？答案可能会让大家吓一跳，因为汗渍真的会变成斑。尤其有些年轻女孩容易出汗，在闷热的夏天，流汗后不注意清洁，汗水长时间留在脸上与身上，就容易感染霉菌而形成汗斑。特别是额前与嘴唇上方，一旦长出汗斑，就不容易断根，还可能会反复发作，造成生活上的困扰。

拨筋 DIY 让你轻松改善汗斑

被汗斑破坏过的皮肤，通常需要好几个月的修复，才能回复原状。利用拨筋美容法，能让脸部的气血运行更通畅，使再生肌肤更美丽、更健康。

改善汗斑的关键穴位：迎香穴、云门穴、中府穴。

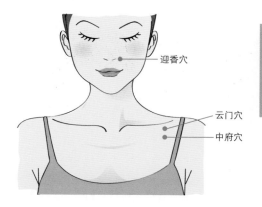

迎香穴
云门穴
中府穴

汗斑形成的原因

1. 夏天高温、多湿，身体多汗或免疫力下降，都会增加汗斑感染的机会。

2. 皮脂腺分泌旺盛，使肌肤表层的酸碱度失衡，会加速霉菌孳生。

3. 大量流汗后，没有立刻擦干或换衣服，闷热的环境使肌肤容易发生感染。

4. 清洁过度，例如使用过强的清洁产品或每天清洁次数太多，反而碱化了肌肤，使其保护功能减弱，让霉菌更易生长，汗斑更严重。

步骤1

以拇指或美人鱼牛角按压锁骨下方的云门穴、中府穴，这一动作有助于改善肤质。

- 云门穴：在肩关节与锁骨交接处下缘的凹陷处。
- 中府穴：云门穴下方2指宽处，也就是两臂夹紧，大约与腋下对齐处。

步骤2

以相同手法按摩右前胸。

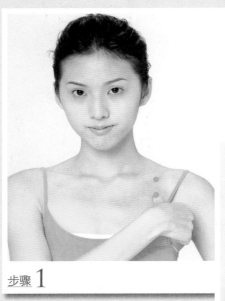

步骤1

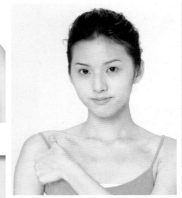

步骤2

肺主皮毛，而大肠经又与肺经互为表里。常常按摩大肠经上的迎香穴，可以加强大肠的通畅，皮肤也会变得更漂亮。

萧老师变美小秘技

汗斑不易根除，但有许多方法可以降低它的复发概率及复发程度：

1. 避免让身体处于高温、高湿环境。平日选择质料柔软易吸汗的衣服，维持肌肤的清爽。
2. 少吃容易发汗的食物，如热咖啡、浓茶、酒、辣椒等。
3. 多注意防晒，如果长时间曝晒，回家后记得加强敷脸、保湿等。

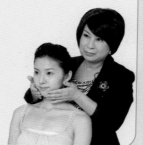

PART 4

7分钟让你留住青春，不留斑点和痘疤

137

36 留住青春，不留 面疱和痘疤的秘诀

有些人的脸上、颈部，痘痘除都除不尽，甚至又痛又痒，有人这种情况可能一拖就是十几年，对身心都是很大的煎熬。

市面上一堆价钱贵得让人咋舌的面疱、痘疤急救修护霜，效果却很有限。以下将针对不同的痘痘类型，一步一步教你运用自我拨筋护理法去痘、淡化疤痕。

拨筋 DIY 快速有效地消除痘痘

为了让你拥有完美妆容，重要约会或上台报告的日子里不再紧张兮兮，这里我将痘痘分成几种类型，可以让你更快速有效地做拨筋护理。

· 第一种　厌氧型

厌氧型痘痘的特征是比较深层、比较大，摸起来像个硬块，还没有露出脓头。拨筋的目的，是要加速它的发展，让它快点浮上皮肤表面。

面疱增生的原因

1. 清洁不够彻底，脸上总是堆积灰尘、残妆等脏污，或是清洁过度，让肌肤表面自然形成的养分保护层流失，酸碱度失衡。
2. 皮肤是内脏的镜子，当身体健康亮起黄灯，痘痘就会不受控制地冒不停，同时这也表示皮肤正在帮身体分担排毒工作，想让身体赶快康复。
3. 皮脂腺分泌不均，皮肤对细菌的抵抗力就会下降，导致红肿发炎，产生痘痘。而营养素缺乏（尤其是缺乏维生素A），最容易影响皮脂腺的正常功能。
4. 体质遗传，营养不均衡，洗脸方式不当。
5. 面疱的部位，也与相应脏腑的健康有关。

操作步骤

步骤 1

步骤 2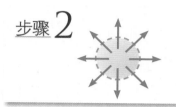

步骤1
先从痘痘中央，以定点圆拨方式向外做画圆式的按摩。

步骤2
以痘痘为圆心，做放射状划拨，加速它的新陈代谢。

· 第二种　脓头型

这种类型的痘痘和第一种不同的地方在于，它已经比较成熟，浮上皮肤表层，而且已经冒出脓头。这种痘痘先不必急着挤压，按照步骤清理它，才能更有效地完成清洁工作。

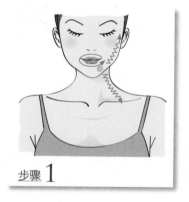

步骤 1

步骤1
先从痘痘附近的耳朵做开穴，然后对痘痘周围的脸颊或颈部做拨筋。

· 譬如说痘痘在下巴，就可以参考单元2（16页）、单元12（56页）和单元20（88页），对痘痘周围的部位拨筋。

步骤2
清理完痘痘之后，用收敛化妆水和清爽型乳液轻拍全脸，再敷上有收敛与镇定作用的面膜，就可以了。

·第三种　闭锁型

闭锁型痘痘的特征是细小、数量多，没有脓头。拨筋的目的是加强这部分肌肤的血液循环，让毛孔扩张，把脏污或化脓的物质排出，而且不留下挤压的伤口。

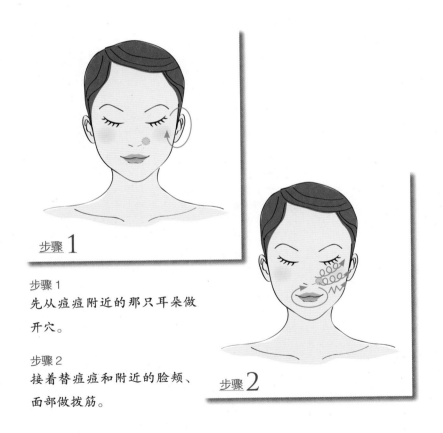

步骤 1

步骤 1
先从痘痘附近的那只耳朵做开穴。

步骤 2
接着替痘痘和附近的脸颊、面部做拨筋。

步骤 2

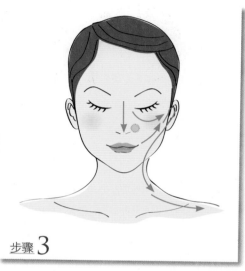

步骤 3

步骤3
拨筋之后，用指腹从脸颊到
耳朵、颈、肩做顺气按摩。

·第四种　红肿型

红肿型是指因为感染而导致发炎、肿胀的痘痘。

这类痘痘看起来特别红肿，不要直接碰触它，应在它的周围，做好开穴和拨筋按摩，促进新陈代谢。

这样一来，原本一两周才会痊愈的痘痘，只要3~5天，就能完全康复了。

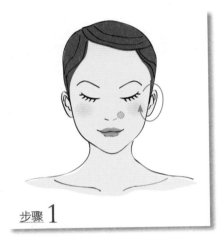

步骤 1

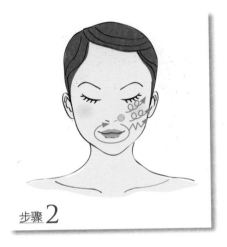

步骤 2

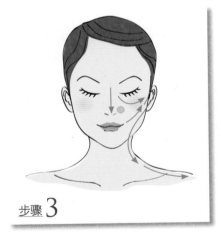

步骤 3

步骤1
开穴。

步骤2
在痘痘周围做拨筋按摩。

步骤3
顺气。

痘痘经过清洁和护理之后，原本小小的伤口会慢慢痊愈，但在这个过程中，还是有很多机会留下疤痕。下面，针对淡化痘疤，提供给你几个需要特别注意的事项：

1. 不要过度清洁，否则会造成肌肤酸碱度失衡，原本的弱酸性肌肤就会变成碱性。细菌嗜碱怕酸，碱性的皮肤容易引发细菌感染。

2. 平常要加强对维生素，尤其是维生素C、维生素E的摄取。脸部保养则选用山药乳霜之类富含美白、保湿成分的产品，提升肌肤本身的修复能力。

3. 定期自己动手或寻求专业人士的帮助，为自己进行全脸拨筋，活化肌肤。有痘疤的地方可以用点拨、定点圆拨方式加强拨筋，提高它淡化的速度。

· 为痘疤拨筋前，一定要确认伤口已经痊愈，只剩下疤痕，这样拨筋才会有效。急着对还没完全复原的皮肤拨筋，会破坏它的生长。

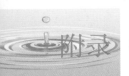

在经过几次脸部拨筋美容的实际体验后，相信你的肌肤问题一定已经获得改善。这时候，我建议你每个星期进行一次全脸的拨筋美容，不但可以让已经改善的问题不再复发，更能达到事先预防各种肌肤问题的效果。

你的肌肤正同时遇上不止一种的麻烦和困扰？或是刚通过拨筋得到活化，想继续保养？或者你还年轻，肤质很好，还没有太大的肌肤问题？不论你属于哪一种，定期的全脸拨筋美容都不可缺少。

下面给出了全脸保养的参考步骤，经过前面各单元的实际操作，相信你们对拨筋的基础程序已经熟悉，我们就依照前面的模式，简单进行全脸拨筋的解说。

（一）开穴

1. 先在左耳的听会穴上定点圆拨，然后在听会、听宫、耳门三穴之间，来回划拨数次。

2. 按听会、听宫到耳门穴的路径，以圆拨方式绕过耳朵的上方、后面进行拨筋，重复绕三圈。经过翳风穴的时候，加强开穴。

3. 顺着耳后往下，以垂直于肌肉的方向，对胸锁乳突肌做横拨按摩。

（二）额头拨筋

1. 先在印堂处定点圆拨，然后从眉心往上以横拨方式拨筋，直到发际线。

2. 参考"头部拨筋图"，按督脉、膀胱经、胆经的顺序拨筋，放松头皮。

3. 在发鬓四穴的位置上，以闪电状横拨的方式由上向下拨筋。

· 横拨的宽度可以拉大，密度可以增加，有利于促进血液循环。

（三）从眼睛到脸颊的拨筋

1. 先在攒竹、睛明、阳白、丝竹空四穴上，做定点圆拨开穴。

2. 眼睛上方分两条拨筋路线：

(1) 第一条：从睛明穴开始，沿眉骨下方划拨到眉尾，再用横拨方式带到发鬓四穴。在鱼腰穴处加强开穴。

(2) 第二条：也是从睛明穴开始，沿眼眶骨内侧向眼尾划拨，在经过眼尾的瞳子髎穴后，用横拨方式带往耳朵上方的发际线。

3. 眼睛下方也分两条拨筋路线：

(1) 第一条：先在承泣穴上定点圆拨，然后在承泣穴与耳门穴之间，来回划拨数次。

(2) 第二条：先在鼻泪管上做划拨，然后以圆拨方式，从鼻泪管下方经四白穴、球后穴，按摩到耳门穴。

4. 以圆拨方式，从承泣穴开始，经四白、迎香、巨髎、颧髎等穴，带至耳边的听宫穴，进行脸颊拨筋。

（四）唇部和下巴的拨筋

1. 以小圈圆拨的方式，由内而外绕唇周做拨筋，重复三次。

2. 在地仓穴到听会穴中间，来回划拨数次。

3. 承浆、大迎、颊车和听会四穴加强开穴后，在这四个穴道之间来回划拨数次。

4. 下颌骨与颈部衔接的地方，以手指关节按压，加强这个区域淋巴系统的排毒。

（五）顺气

　　1. 先双手握拳，以指关节向上按摩脸部肌肤，一边顺气一边提拉全脸。

　　2. 用手掌、指腹的温度，给额头和脸颊顺气，再经过两耳、颈、肩，最后从腋下带出。

　　试着每个星期固定替自己安排一段放松身心、增进肌肤活力的美容时光，这不只让你更漂亮，还会让你更健康。你将会从照顾自己的过程中，发现种种意想不到的收获，这种感受只有亲身体验过的人才知道。

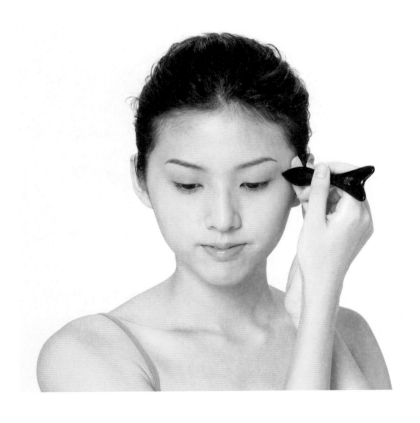

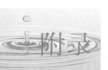

　　我常遇到学生问我脸部清洁与保养的问题，其实，这些问题都大同小异，只要你愿意用心学习一点皮肤医学常识，再稍微调整一些平常不知不觉养成的生活习惯，大部分的皮肤问题都能轻松解决。下面，我把最常遇到的问题和美容观念整理出来，供你参考。

Q 专柜小姐跟我说，就算不化妆也要每天卸妆，是真的吗？

A 这是真的。其实不管男女，每天都需要卸妆，因为室外的空气污染、室内的炒菜油烟，都会造成皮肤的病变与老化，所以站在专业美容师的立场，我会郑重地告诉你，卸妆的清洁程序一定不能少。

　　卸了妆后，建议你使用微酸性的清洁乳来洗脸，可以帮助之后涂的护肤品顺利吸收。一般人以为洗净效果越强的产品就越好，其实不对。有效的清洁是把该洗掉的病原微生物与污垢洗掉，不该洗掉的皮脂膜保留下来。皮脂膜就像是皮肤的天然乳霜，酸碱度正常时（pH值4.2～6.5），可抑制表皮病原微生物的生长及繁殖，也可以防止空气中不好的物质来伤害皮肤。

Q 我的皮肤出油情形很严重，是不是每天多洗几次脸就不会长痘痘？

A 对容易长青春痘的皮肤来说，清洁很重要，但过度清洁反而会"碱化"了皮肤，让细菌繁殖得更快，导致发炎情形加剧。

有青春痘的皮肤，一天的清洁次数不要超过3次，但每次的清洁都必须彻底。频繁地洗脸，会破坏皮脂膜，使偏碱性的皮肤抗菌能力减弱。常听到医生说受伤部位或"香港脚"、"富贵手"要少碰肥皂和清洁剂，就是因为细菌嗜碱怕酸，碱性皮肤反而更适合细菌孳生。

对于过油容易长痘痘的肌肤，我的建议是，使用与皮肤pH值相近的弱酸性清洁乳来洗脸，能软化角质并达到深部清洁的功能。早晚各清洁一次就足够了，每次清洁时间不超过5分钟，记得清洁的东西不要拿来做按摩，如果清洁时间太长或按摩太久，污垢又会被吸收进皮肤了。

Q 要怎样才可以准确测出，我的肤质是属于哪一种？

A 肤质的分类有两种，通常先以皮肤纹路的粗细来判定是粗的肤质还是细的肤质，再以皮肤的水分含量与油脂分泌来判定皮肤的中性、油性、干性。中性皮肤的含水量在10%~25%之间，含水量在10%以下是干性肌肤。

这里提供一个简易的辨别方法：

洗完脸约30分钟就出油的，是油性肌肤。

洗完脸约60分钟出油的，是中性肌肤。

洗完脸90~120分钟出油的，是干性肌肤。

其实，一个人的皮肤不见得能用中性、油性或干性一概而论。例如我们的脸部皮肤，T形部位最油、眼睛周围较干燥，可见皮肤以混合性居多，所以通常只能稍作区分，看是混合偏干还是混合偏油。

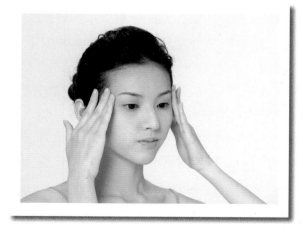
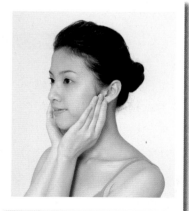

Q 什么样的护肤品和护肤步骤，才是真正适合我的呢?

A 大家都希望护肤步骤越简单方便越好，所以我提供最基础的护肤品和护肤流程给大家。只要选对护肤品，做好基础保养，你其实不需要每天用一堆瓶瓶罐罐的化妆品一层一层往脸上涂。

彻底清洁后，基础护肤品选用化妆水和乳液就行。例如，气候潮湿的地区，一般人毛孔容易粗大，弱酸性的化妆水有收敛作用，对这类肌肤特别适合。用轻拍的方式对皮肤稍微加压，可以帮助皮肤更有效地吸收化妆水。

上护肤品的流程很简单，例如:

白天:精华液→化妆水→乳液或乳霜类→隔离霜→粉底霜→彩妆。

夜晚:精华液→化妆水→乳液或保湿霜、晚霜、修护霜类。

涂上护肤品后，可以连续轻拍肌肤约3分钟，加强吸收。

Q 听说美容时一定要蒸脸，才可以让毛孔里的脏污排出来，保养品也可以吸收得更好，是真的吗?

A 不对。皮肤其实非常怕热。这里我举个例子:人的正常体温在36~37℃，当你生病发烧又退烧后，就会发现皮肤在短时间内变得黯沉，有时还会出现干燥、脱皮、脱水或产生皱纹等现象，这是因为，我们的肌肤表层有种溶菌酶，它有溶解细菌的功能，体温升高，这种酶会被破坏，细菌繁殖的机会就大增。皮肤上还有维生素C、维生素E，遇到高温就会被破坏。缺少维生素C，皮肤会黯沉;缺少维生素E，皮肤则会产生皱纹。

从以上的说明我们可以了解，皮肤是很怕热的。而蒸脸温度通常都会超过50℃，对皮肤自然会形成伤害，这些伤害可能包括：

1. 会缩短细胞生命，使皮肤老化。

2. 促使微血管扩张，降低营养运输交换的效率。

3. 为某些细菌提供了湿热的环境，让它的繁殖加快。

4. 使角质层一时之间极力膨胀又收缩，易形成小皱纹。

5. 污垢容易积存在毛孔里，和毛囊内坏死的皮脂、角质片和细菌堵塞在一起。

6. 导致粉刺不易取出。而且蒸脸还会使神经更敏锐，挤粉刺时更痛。

7. 造成脸部积存的维生素C、维生素E、生物素大量损失。

8. 肌肤中的酶被不可逆灭活（也就是被彻底破坏），酶被灭活，细胞就会死亡。

9. 干扰DNA碱基配对，可能使皮肤发生病变。

10. 皮脂腺过度受热，可能导致皮脂变异症。

11. 使细胞膜硬化而丧失功能，促使细胞死亡。也可能破坏肌肤的 表皮障壁（如皮脂膜）。